주사

Rosacea

주사 Rosacea

발 행 일	2020년 9월 15일 인쇄 2020년 9월 30일 발행
저 자	이원주 · 이지범 · 김혜성 · 서대헌 · 박미연 박귀영 · 신민경 · 장민수 · 최유성 · 김정은 이미우 · 정승현 · 안효현 · 최유원 · 이주희
발 행 인	윤주원
발 행 처	정우의학서적
등 록	제 319-2005-4
주 소	06910) 서울 동작구 흑석로 13가길 33
전 화	02-822-1361
팩 스	02-822-1378
이 메 일	ketmowo@hanmail.net
I S B N	979-11-90050-09-8
정 가	20,000원

주사

Rosacea

머릿말

피부과 분야의 대표적인 한글 책자인 피부과학 교과서가 1979년 대한피부과학회에서 발간된 이후 6판까지 출판되었고 이제는 곧 7판이 출판되려 합니다. 하지만 책 분량의 제한으로 인하여 각 질환에 대한 충분한 정보를 싣기에는 다소 어려움이 있었습니다. 대한여드름주사학회에서는 주사에 대한 다양한 정보, 심도 깊은 지식, 최신 지견들을 피부과 전문의들에게 전달하고자 2019년도부터 1년이 넘는 여정을 거쳐 "주사" 라는 책을 발간하게 되었습니다.

"주사" 책자는 피부과학 교과서와 Fitzpatrick's Dermatology, Andrews' Diseases of the Skin 등 다양한 교과서와, Journal of American Academy of Dermatology, JAMA Dermatology, British Journal of Dermatology 등에 등재된 최신 논문들을 참고하고, 저자들이 연구하고 조사한 논문과 자료를 첨가하여 가장 업데이트된 내용들을 수록하고자 노력하였습니다. 용어는 2017년판 피부과 용어집을 기준으로 통일하였으며 서론에서 원인, 병리 기전, 임상 양상, 주사의 아형, 병리조직학적 특징, 진단, 분류, 감별 진단, 치료에 이르기까지 주사의 전반에 대해 두루, 상세하게 기술하였습니다. 이 책자가 피부과학회의 회원 모두에게 도움이 되는 참고서가 되기를 바라며 전공이 다른 의사들과 차별화를 이룰 수 있는 책자가 되기를 기대해 봅니다.

이 "주사" 책자가 만들어지기까지 여러 가지 어려움이 있었습니다만, 많은 분들이 도와주셔서 무사히 책자를 발간할 수 있게 되었습니다.

지면을 통해서나마 책자 발간에 참여해 주신 모든 분들께 깊은 감사를 드립니다.

2020년 9월

대한여드름주사학회 편찬위원회

위원장: 이지범

간사: 이미우, 이원주

편찬위원: 김정은, 박귀영, 신민경, 정승현

실무위원: 김혜성, 박미연, 서대헌, 안효현, 이주희, 장민수, 최유성, 최유원

감수: 계영철, 김광중, 김낙인, 김명남, 노영석, 성경제, 안규중, 이일수

Content

01 CHAPTER 서론

주사는 만성 염증성 피부질환으로 얼굴의 가운데 부위에 주로 발생하지만, 이마, 목, 가슴에도 발생할 수 있다. 주사는 홍조나 홍반, 모세혈관 확장, 구진, 농포, 비류 같은 조직비후 등의 임상 양상으로 나타나며, 화끈거리거나, 따끔거리는 자각 증상이 동반되기도 한다. 홍반, 모세혈관 확장의 임상 양상이 가장 흔하다. 얼굴뿐만 아니라 눈도 침범하여 안검염이나 결막염, 각막염, 홍채염 등이 발생할 수 있다. 여자에서 흔하며, 얼굴에 발생하는 질환이기 때문에 환자의 삶의 질에 미치는 영향이 클 수 있다.

참고문헌

1. Steinhoff M, Buddenkotte. Rosacea. In: Kang S, Amagai M, Bruckner AL, Enk AH, Margolis DJ, McMichael AJ, Orringer JS. Fitzpatrick's Dermatology. 9th ed. New York: McGraw-Hill, 2019: 1419-1447
2. Elder DE, Elenitsas R, Rsenbach M, Murphy GF, Rubin AI, Xu X. Lever's histopathology of the skin, 11th ed. Philadelphia: Wolters Kluwer, 2015:547-552
3. James WD, Elston DM, Treat JR, Rosenbach MA, Neuhaus. Andrew's diseases of the skin. 13th ed. Edinburgh: Elsevier, 2020:245-251
4. Habif TP. Clinical dermatology. 6th ed. China: Elsevier, 2016:256-259

02 CHAPTER 역학

1. 유병률

주사의 유병률에 대한 역학조사는 여러 나라에서 이루어졌다. 연구조사에 의하면 주사는 유럽 서양인에게 흔한 질환으로 인구의 2%에서 18%까지 발생하며 특히 켈트족 사람에서 매우 높게 발병한다고 보고된다. 스웨덴의 경우 인구의 10%, 독일은 12.3%, 아일랜드는 13.9% 가량에서 발생하는 것으로 알려져 있다. 한국인에서 역학조사는 아직까지 체계적으로 이루어진 바가 거의 없어 한국인 유병률은 정확히 알 수 없지만 건강보험심사평가원(Health Insurance Review & Assessment Service; HIRA) 데이터 통계에 의하면 매년 주사 환자의 발생빈도는 약 0.2%로 추정되고, 최근 5년 동안 증가하는 추세를 보이고 있다(그림 1).

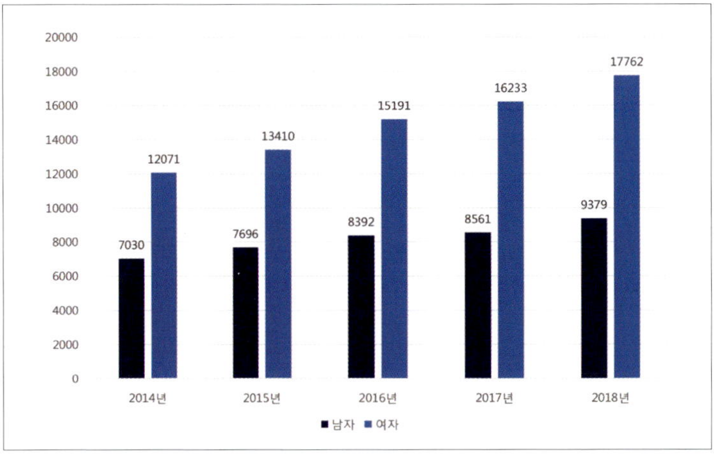

그림 1. 한국의 주사 유병률(HIRA 데이터)

주사는 일반적으로 여자가 남자보다 3:1 정도로 더 많이 발병하고, 남자보다 10년 젊은 나이에 시작하여 여자의 경우 35세에서 45세, 남자의 경우 45에서 55세에서 흔히 발병한다. 하지만 이는 평균 연령이고, 10대에서 70대에 이르기까지 어느 시기에도 발생할 수 있으므로 진단 시 이 점을 유념하여야 한다. 문헌에 따르면 한국인의 경우에는 여자가 남자보다 2:1로 더 발병하고, 40대와 50대에서 흔히 발병한다.

2. 질환 부담

주사는 주로 얼굴에 지속되는 홍반과 홍조 이외에도 이차적으로 따가움(stinging)과 작열감, 가려움 등 다양한 증상들이 나타나기 때문에 환자의 주관적인 자각이 정신적 고통에 매우 밀접한 영향을 끼치는 것으로 알려져 있다. 증상이 심해질수록 자존감(self-esteem) 상실, 우울증, 사회생활 중단 또는 실직 등의 사회생활에 어려움을 초래하게 되고 환자 개인과 사회의 의료비용 부담과 경제손실을 가중시킨다.

참고문헌

1. Abram K, Silm H, Maaroos H, Oona M. Subjective disease perception and symptoms of depression in relation to healthcare-seeking behavior in patients with rosacea. Acta Derm Venereol 2009;89:488-491
2. Steinhoff M, Buddenkotte J. Fitzatrick' s Dermatology, 9th ed. McGraw Hill Education, 2019;1419
3. Lee JB, Moon J, Moon KR, Yang JH, Kye YC, Kim KJ, et al. Epidemiological and clinical features of rosacea in Korea: A multicenter cross-sectional study. J Dermatol 2018;45:546-553

03 CHAPTER

원인

1. 유전적 요인(표1)

주사는 가족력이 동반되고, 북유럽인이나 켈트족에서 더 높은 유병률을 보인다는 점에서 그 발생에 유전이 관여함을 알 수 있다. 쌍둥이를 대상으로 한 코호트 연구에서는 일란성 쌍둥이가 이란성 쌍둥이에 비해 비교적 높은 주사 중증도의 연관성을 보임을 확인하였고, 이를 바탕으로 저자들은 주사 발생에 유전적 영향이 46%, 환경적 영향이 54% 관여함을 통계적으로 도출하였다.

현재까지 염증 및 면역 조절, neuropeptides, 진피 내 기질 재형성과 관련된 유전자의 발현 이상이 주사 환자에서 보고되었다.

표 1. 유전적 요인

유전적 요인	
염증 및 면역 조절 관련 유전자	NOD/CARD15
	SNP rs763035
	HLA-DRB1*03:01, HLADQB1*02:01, HLA-DQA1*05:01
	TNF, CXCR12, CXCR4 유전자
	DEFA1 유전자
	Glutathione S-transferase (GST) 삭제돌연변이 다형성
Neuropeptides 관련 유전자	TACR3 유전자의 단일염기다형성(rs3733631)
	CALCA, CALCB 유전자 발현 증가
진피 내 기질 재형성 관련 유전자	COL1과 COL3의 발현 증가
	MMP1, MMP3, MMP9 유전자 발현 증가

1) 염증 및 면역 조절 관련 유전자

주사는 만성 염증성 질환으로 염증 및 면역 조절에 관여하는 몇몇 유전자의 이상이 환자군에서 보고되었다. NOD/CARD15은 16번 염색체에 위치한 N-terminal caspase recruitment protein domain의 family로 Toll-like receptor (TLR)와 관련된 염증 반응에 관여한다. 육아종성 주사 환자에서 NOD/CARD R702W의 유전자 변이가 관찰되었다.

Chang 등이 진행한 genome wide association study (GWAS)에서는 6번 염색체에 위치한 single nucleotide polymorphism (SNP) rs763035가 주사 환자에서 발견되었다. Rs763035는 HLA-DRA와 BTNL2에 걸쳐 존재하는데, 구진농포형 주사(papulopustular rosacea: PPR) 환자 피부에서 시행한 면역화학염색에서 HLA-DRA는 표피 Langerhans cells, 모낭 주위 염증세포 및 내피세포에서 강하게 발현되었고, BTNL2는 표피세포, 염증세포 및 내피세포에서 강하게 발현된 바 있다. NOD와 rs763035 외에도 MHC class II와 연관이 있는 3개의 HLA 대립유전자(HLA-DRB1*03:01, HLA-DQB1*02:01, HLA-DQA1*05:01)가 주사와 연관이 있는 것으로 알려져 있다. 또한 선천면역에서 중요한 역할을 하는 TNF와 CXCR12와 그 수용체인 CXCR4 유전자가 주사 환자에서 증가되었다고 하며 antimicrobial peptides와 관련된 DEFA1 유전자도 발현이 증가되었다.

산화스트레스와 관련되는 glutathione S-transferase (GST) 삭제돌연변이 다형성이 관찰되었다. GST는 활성산소 촉매 효소를 부호화하는 역할을 하기 때문에 GST의 다형성은 주사가 산화스트레스 증가와 관련 있음을 시사한다.

2) Neuropeptides 관련 유전자

최근 연구에서 신경인성 피부 염증과 연관되어 있는 TACR3 유전자의 단일염기다형성(rs3733631)이 관찰된 바 있다. Substance P는 주사의 신경인성 염증, 발적 및 부종에 기여하는데, TACR3는 substance P family에 반응하는 tachykinin receptor subtype을 부호화하는 것으로 알려져 있다. 또한 홍조와 관련 있는 calcitonin-related peptide인 CALCA, CALCB 유전자 발현 증가가 관찰되었다.

3) 진피 내 기질 재형성 관련 유전자

주사 환자는 정상 대조군에 비해 진피 내 콜라겐 유전자인 COL1과 COL3의 발현 증가를 보인다. 또한 콜라겐가수분해 효소인 matrix metalloproteinase (MMP)1, MMP3, MMP9 유전자 발현 증가도 확인되었다.

4) 타 질환과의 유전적 연관성

주사는 몇몇 자가면역질환들과 공통된 유전자 변이를 갖고 있는 것으로 알려져 있다. 이에 주사와 자가면역질환 간 관련성에 대한 연구가 활발히 진행되고 있다. HLA-DRA 좌위는 주사 외에도 Crohn병, 궤양대장염(ulcerative colitis), celiac병 등과 같은 위장관계 질환에서 관찰된다. HLA DRB1*03:01-DQB1*02:01-DQA1*05:01 haplotype은 주사와 더불어 제1형 당뇨병과 관련이 있으며, HLA--DRB1*03:01은 제1형 당뇨병 망막병증과 연관이 있는데, 안형 주사(ocular rosacea)에서 보이는 혈관 증식과도 연결지어 볼 수 있겠다. TLR과 연관된 염증 반응을 조절하는 NOD2/CARD15 유전자의 경우 육아종성 주사뿐 아니라 조기 병발 sarcoidosis 및 Crohn병과도 관련 있음이 보고된 바 있다.

2. 전신질환(표 2)

최근 여러 연구를 통해 여러 피부 질환이 단순히 피부의 염증 변화뿐 아니라 전신질환과 연관되어 있음이 밝혀지고 있으며, 대표적으로 건선에서 다양한 대사성 질환의 위험이 높아짐이 보고되어 있다. 주사에서도 다양한 전신질환과 연관성이 보고되고 있다. 주사와 연관된 것으로 보고된 전신질환으로는 크게 심혈관 질환 및 대사성 질환, 위장관 질환, 신경정신 질환, 자가면역 질환, 악성종양 등이 있다.

표 2. 전신질환

전신질환		
심혈관 질환	관상동 맥질환, 뇌혈관질환, 말초혈관질환, 심부전	
대사성 질환	고혈압, 당뇨, 고지혈증, 비만	
위장관 질환	염증성 장질환	Crohn병
		궤양대장염
	Helicobacter pylori 감염	
신경질환	편두통, Alzheimer병, Parkinson병	
정신질환	우울증, 불안장애	
자가면역 질환	제1형 당뇨병, celiac병, 다발성 경화증, 류마티스 관절염	
악성종양	갑상선암, 기저세포암	

1) 심혈관 질환 및 대사성 질환

(1) 심혈관 질환

심혈관 질환과 관련된 가장 대규모 연구는 대만에서 100,659명을 대상으로 수행된 청구자료 기반 환자-대조군 연구이다. 이 연구에서 주사 환자는 다른 위험인자를 보정하고도 관상동맥질환이 유의하게 증가하였다(Odds ratio, 1.20; 95% 신뢰구간 1.14-1.26). 그러나 같은 연구에서 뇌경색과 말초혈관질환은 유의한 차이를 보이지 않았다. 또한 Rainer 등이 발표한 주사 환자 및 대조군 각 65명을 대상으로 수행한 환자-대조군 연구에서는 주사 환자와 대조군 간에 심혈관 질환(관상동맥질환, 뇌혈관질환, 말초혈관질환, 심부전)의 유의한 차이는 없었으나, 중등도에서 중증의 주사 환자와 경증의 주사 환자를 비교하였을 때에는 유의한 차이가 관찰되었다. 그러나 덴마크에서 수행된 다른 환자-대조군 연구에서는 주사 환자에서 심혈관 질환 및 사망의 발생이 대조군과 비교하여 유의한 차이가 관찰되지 않았다.

(2) 대사성 질환

심혈관 질환과 연관성을 본 대만 연구에서는 주사 환자에서 고혈압, 이상지질혈증이 유의하게 증가하였으나(Odds ratio, 1.17; 95% 신뢰구간 1.12-1.21 및 Odds ratio, 1.41; 95% 신뢰구간 1.36-1.46) 당뇨는 유의하지 않았다. Rainer 등에 의한 연구에서는 주사 환자에서 대사성 질환(고혈압, 당뇨, 고지혈증, 비만)이 유의하게 높았으며 중증도에 따른 연관성도 확인되었다. 또한 터키의 환자-대조군 연구에서는 60명의 주사 환자와 연령-성별 매칭된 50명의 대조군을 비교하였을 때 총콜레스테롤, LDL 콜레스테롤, C-reactive 단백질이 유의하게 증가되어 있음을 보고하였다. 다른 터키의 환자-대조군 연구에서도 47명의 주사 환자와 연령-성별-BMI (body mass index) 매칭된 50명의 대조군을 비교하였을 때 총콜레스테롤, 중성지방, LDL 콜레스테롤, C-reactive 단백질, 이완기 및 수축기 혈압이 유의하게 높았다.

2) 위장관 질환

(1) 염증성 장질환

Crohn병과 궤양대장염이 주사와 연관성이 보고되어 있는 대표적인 염증성 장질환이다. 국내의 건강보험심사평가원 분석 결과에서 40,843명의 염증성 장질환 환자와 122,529명의 대조군을 비교하였을 때 연령과 성별을 보정한 후에도 주사의 유병율이 유의하게 높았다(Odds ratio, 2.173; 95% 신뢰구간, 1.590-2.969). 대만의 청구자료분석 연구에서도 주사 환자 89,356명과 대조군 178,712명을 비교하였을 때 염증성 장질환의 발병률이 성별과 다른 대사성 질환을 보정한 후에도 대조군에 비해 유의하게 높았다(Risk ratio, 1.94; 95% 신뢰구간, 1.04-3.63). 마찬가지로, 덴마크와 영국의 의료 데이터베이스를 이용한 연구에서도 주사 환자에서 대조군에 비해 Crohn병과 궤양대장염을 포함한 염증성 장질환이 증가함을 보고하였다. 반면 미국의 관찰 코호트 연구에서는 1,127명의 주사 여성 환자와 95,187명의 대조군 여성을 비교하였을 때 Crohn병의 발병은 증가하였으나 궤양대장염은 증가하지 않았다고 보고하였다.

(2) *Helicobacter pylori* 감염

주사와 Helicobacter pylori 감염 간의 연관성에 대해서는 연구 간 결과가 상이하다. 이탈리아에서 발표한 각각 90명의 주사 환자와 대조군을 비교한 연구에서 주사 환자에서 Helicobacter pylori 감염이 유의하게 높았으며(48.9% 대 26.7%, p=0.003) 10 주간 항균 치료를 받은 주사 환자 36명에서는 97.2%에서 주사 병변이 호전되었으나 치료를 받지 않은 주사 환자 8명에서는 37.5%만 병변이 호전되어 항생제 치료에 따른 유의한 차이를 보였다 (p〈0.001). 그러나 2017년에 발표된 체계적 고찰 및 메타 분석 연구에서는 주사와 Helicobacter 감염의 연관성 및 Helicobacter pylori 치료에 따른 주사 병변의 호전에 메타 분석을 시행하였고 유의한 결과를 보이지 않았음을 보고하였다.

3) 신경정신 질환

(1) 신경질환

주사와 관련된 가장 흔하게 보고된 신경질환은 편두통이다. 덴마크의 대규모 코호트 연구에서 49,475명의 주사 환자와 4,312,213명의 대조군을 비교한 결과 주사 환자에서 편두통의 Risk ratio는 1.31(95% 신뢰구간, 1.23-1.39)로 유의하게 높았다. 영국의 의료 데이터베이스를 이용한 환자-대조군 연구에서는 주사 환자와 대조군 각각 53,927명을 비교하였을 때 주사 환자에서 편두통의 Odds ratio는 1.18(95% 신뢰구간 1.13-1.24)로 유의하게 증가하였다. 흥미롭게도, 두 연구 모두 여성에서만 유의하였으며 남성에서는 유의하지 않았고, 50세 이상의 연령대에서 더 뚜렷한 연관성을 보였다. 덴마크의 코호트를 이용한 두 연구에서는 주사 환자에서 각각 Alzheimer병을 포함한 치매와 Parkinson병이 증가함을 보고한 바가 있다.

(2) 정신질환

주사와 우울증의 연관성은 여러 문헌을 통해 보고되어 있다. Gupta 등이 미국의 외래 방문 환자 데이터를 분석한 연구에 따르면 주사 환자에서 우울증이 유의하게 연관되어 있었다(Odds ratio, 4.81; 95% 신뢰구간 1.39-16.62) 덴마크의 대규모 코호트 연구에서도 중등도에서 중증의 주사 환자 24,712명, 경증의 주사 환자 30,725명 및 4,576,904명의 대조군을 비교한 결과 우울증과 불안장애가 유의하게 증가함을 보고하였다. 독일에서 168명의 주사 환자를 대상으로 수행한 설문 조사에서는 정상인보다 우울 및 불안 척도 점수가 유의하게 높았다.

4) 자가면역 질환 및 악성종양

(1) 자가면역 질환

덴마크의 환자-대조군 연구에서 6,759명의 주사

환자와 33,795명의 연령-성별 매칭된 대조군을 비교하였을때 제1형 당뇨병, celiac병, 다발성 경화증, 류마티스 관절염과 같은 다양한 자가면역질환이 유의하게 증가하였음을 보고하였다. Rainer 등이 발표한 환자-대조군 연구에서는 주사 환자에서 부유물질(airborne) 및 음식 알레르기가 유의하게 증가함을 보고하였으나 주사의 중증도에 따른 차이는 관찰되지 않았다.

(2) 악성종양

Li 등이 미국 백인여성 75,088명의 코호트를 분석한 연구에서 6015명의 주사 환자를 대조군과 비교하였을 때 갑상선암 및 기저세포암의 위험이 증가함을 보고하였다. 또한 덴마크 코호트 연구에서는 49,475명의 주사 환자와 4,312,213명의 대조군을 비교하였을 때 간암, 비흑색종 피부암, 유방암이 유의하게 증가함을 보고하였다.

주사 환자에서는 심혈관 질환, 대사성 질환, 위장관 질환, 신경정신 질환, 자가면역 질환, 악성종양 등 다양한 전신질환과 연관성이 보고되어 있다. 주사와 이러한 질환들 간에 연관성을 보이는 기전은 아직 충분히 밝혀져 있지 않으나, 다양한 유전적 및 환경적 요인과 함께 주사를 유발하는 다양한 염증성 반응이 연결 고리 역할을 하는 것으로 알려져 있다. 주사 환자에서 다양한 전신 질환을 조기에 검진해서 적절히 치료받도록 하는 것이 주사 환자의 삶의 질 개선에 중요하며, 주사와 전신질환을 매개하는 유전적, 환경적 및 분자생물학적 요인을 찾는 노력이 필요할 것이다.

3. 악화 및 유발인자

주사를 발병시키거나 악화시키는 유발인자는 열(드물게, 한랭), 자외선, 매운 음식, 몇 종류의 알코올 음료(백포도주보다는 적포도주), 스트레스, 얼굴과 장내 세균 감염(예, *Demodex*, 세균 과도성장) 등이 알려져 있다(표 3). 그중 Demodex mite는 특히 구진농포형 병변과 관련되어 있다.

표 3. 주사의 흔한 유발인자들과 주된 활성경로들

Triggering Factors	Reported Incidence (%)	Putative Receptor or Pathway
Sun exposure	81	NALP3, TLR-2, TRPV4
Emotional stress	79	NALP3, TLR-2, TRPV1
Hot weather	75	TRPV1, 2
Wind	57	NALP3, TLR-2, TRPV(?)
Heavy exercise	56	NALP3, TLR-2, TRPV1
Alcohol consumption	52	NALP3, TLR-2, TRPV1
Hot baths	51	TRPV1
Cold weather	46	TRPV1
Spicy foods	45	TRPV1
Humidity or osmotic changes	44	TRPV4
Indoor heat	41	TRPV1
Certain skin-care products	41	NALP3, TLR-2, TRPA1
Heated beverages (steam)	36	TRPV1
Certain cosmetics (eg, formaldehyde)	27	NALP3, TLR-2, TRPA1
Medications	15	NALP3, TLR-2, TRPV(?)
Microorganisms	NR	NALP3, TLR-2
Garlic, mustard oil	NR	TRPA1
Noxious heat (52℃)	NR	TRPA1

1) 열과 한랭

최근 다수의 면역조직화학연구 데이터는 온도변화에 활성화 될 수 있는 transient receptor potential (TRP) ion channel [예, TRP vanilloid type 1 (TRPV1)과 TRP ankyrin type1 (TRPA 1)]의 역할을 보여주고 있다. 대조군과 비교해서 탄두르 화덕의 열에 자주 노출될 때 주사의 발생이 높게 나타났고, 악화요인은 모세혈관 확장에 기인한다고 설명하였다. 국소적인 열에 노출될 때, 구진농포형 주사 환자에서 laser doppler 이미지로 혈류량의 증가가 관찰되었다. 국소적인 열 노출에 따른 피부 혈류량 증가의 기전은 축삭 반사(axon reflex)에 의해 초기의 fast-responding 혈관확장과 2차적인 nitric oxide (NO)와 동반된 slow-responding 혈관 확장으로 설명될 수 있다. 또한, 혈관내피세포의 변화된 제어 상태가 관찰된다. TRPVs의 지속적인 증가는 주사 환자에서 홍조, 혈관조절장애(vasodysregulation), neurogenic leukocyte 염증으로 나타난다. 조직학적으로 TRPV1은 홍반혈관확장형 주사에서, TRPV2는 구진농포형 주사에서 증가되어 염색되어 관찰되었다는 보고도 있다.

한랭에 대해서는 어떤 수용기가 주사를 유발하는지는 아직 알려져 있지 않다.

2) 자외선

일광 노출이 잘 알려진 주사 유발 요인이고, 탈모가 있는 주사 환자의 두피병변의 유발 인자가 될 수 있다. 그러나 자외선 A, 자외선 B 또는 온도의 증가 중 어느 것이 주사의 증상을 유도하는지는 명확히 알려져 있지 않다. 유리에 가려진 부위에 발생한 주사 질환의 홍반과 홍조가 자외선 A의 역할을 설명해 주고, 지속적인 자외선 A 노출은 MMP-1의 과도한 발현을 유도하여 주사 환자에서 관찰되는 진피 콜라겐 변성과 연관된다. 표피 세포 배양을 하여 자외선 B를 조사하면 mRNA와 강력한 혈관생성인자인 vascular endothelial growth factor(VEGF)의 단백질 발현이 증가되고, 자외선 B가 murine 피부에 노출되면 혈관생성인자와 더불어 fibroblast growth factor 2 (FGF2)가 생성된다.

자외선은 주사 질환의 특징인 신경(neuroinflammammation), endoplasmic reticulum (ER) 스트레스, 선천면역 반응을 유도하고 피부 섬유화와 일광탄련섬유증을 유도한다. 자외선 B는 표피세포에서 TRPV4를 활성화시키고 만성광피부염과 주사 환자의 조직에서 증가되어 있어 TRPV channel을 통해 자외선 B로 유도된 주사의 분자 경로를 설명해 주고 있다.

자외선은 reactive oxygen species (ROS)를 발생시키고 ROS가 정상군에 비해 주사 환자에서 높다는 보고가 있다. ROS는 표피와 섬유모세포에서 발생되는 inflammasome, proinflammatory cytokine, inflammatory mediator의 활성을 촉진하고, 주사에서 나타나는 염증 반응을 조장할 수 있다. 또한 자외선 조사 후 주사 환자에서 serum peroxide의 축적과 조직의 superoxide dismutase의 저하가 관찰되어 산화제와 항산화제 경로 사이의 불균형이 일어난다는 것을 보여준다. ER 스트레스 또한 자외선 조사에 의해 유도되며 자외선에 의해 유도되는 ER 스트레스는 protein kinase R-like ER kinase (PERK) 경로를 통한 CCAATenhancerbinding protein (C/EBP) homologous protein의 증가로 나타난다. PERK의 활성은 주된 ER stressor인 transcription factor 4 활성화가 증가되는 결과를 야기하며, 활성화된 transcription factor 4 증가는 TLR2의 활성화와 연관되어 자외선에 의한 ER 스트레스는 선천 면역반응을 유도할 수 있음을 보여준다.

그러므로, 자외선 조사 후 VEGF, FGF2, MMP-1에 의한 혈관과 진피 기질의 리모델링과 ROS와 ER stressor 생성이 주사 유발인자로서 자외선 조사의 영향을 설명할 수 있다.

3) 미생물

피부 또는 장내 미생물총의 불균형이 주사의 병태 생리학에 영향을 주는지 어떤 미생물들이 연관되는지는 아직 명확히 설명되지 않는다.

Demodex folliculorum 은 얼굴의 모낭과 피지선에 기생하는 진드기로 정상 인구의 80-90%에서 관찰되며, 주사 환자에서는 비정상적인 피지구성으로 개체수가 증가되어 있다고 보고된다. *Demodex* 감염이 증가되어 있다는 보고는 35-90%로 다양하게 나타난다. 증가된 소견은 구진과 농포 병변뿐 아니라 비후형(phyma)에서도 관찰된다. 홍반성 병변에서도 증가되어 있는지는 알려져 있지 않지만, *Demodex* mite 밀도를 감소시키는 치료를 할 때 임상적 개선이 나타나는 것을 확인할 수 있다. 주사의 원인을 설명하는 *Demodex* mite와 연관되어 생산되는 분자와 기질은 아직 알려져 있지 않지만, *Bacillus oleronius*, 단백분해효소와 chitin이 protease-activated receptor (예, PAR-2) 또는 TLRs (예, TLR-

2)를 활성화하고, cytokine, chemokine과 MMPs, prostanoid를 분비하여 면역세포를 끌어 모은다.

Demodex mite와 연관된 모든 감염이 주사의 특징적인 임상증상을 유발하지는 않지만, 일정 시간이 지나면 몇 몇 개체가 상피와 진피로 침투하게 되고, *Demodex* mite 외골격의 chitin 성분과 pathogen-associated molecular pattern molecule (DAMP)뿐 아니라 상피 조직 손상에 의해 유발된 damage-associated molecular pattern molecule (DAMP)에 의해 TLRs가 활성화 되고 주사 환자에서 구진, 농포 등 염증성 병변이 발생하게 된다.

최근 연구에서는 높은 *Demodex* 밀도가 interleukin (IL)-8, IL-1β, tumor necrosis factor (TNF)-α, cyclooxygenase-1과 inflammasome의 유전자 표현을 증가시킨다고 보고하였다. *Demodex folliculorum* 은 NLRP3 inflammasome의 활성화를 가능하게 하고 이 NLRP3는 caspase-1과 관련이 되고, proinflammatory cytokine IL-1β를 분비한다.

HLA-Cw2와 HLA-Cw4의 홑배수체형(haplotype)은 Demodex mite의 국소 면역반응을 바꾸고 생존과 증식을 촉진하여 밀도 증가와 관련되어 있다는 보고도 있다.

4) 미생물 자극

미생물 자극이 주사를 악화시킨다는 것은 아직 병태생리학적 설명이 불명확하다. *Staphylococcus epidermidis*는 피부의 정상 미생물 무리(microflora)이고 때로는 우연한 기회에 병원균으로 작용하게 되는데 주사 환자의 농포에서 주위 피부에 비해 순수한 *Staphylococcus epidermidis*의 증가된 소견을 보이고, 배양하여 온도가 높아지게 되면 다양한 protein profile이 생성되어 온도가 *Staphylococcus epidermidis* 의 작용에 영향을 줄 수 있다는 것을 보여 준다.

*Bacillus oleronius*는 그람음성세균으로 주사 환자의 *Demodex mite*로부터 배양된 이래 그 역할에 대해 관심이 모아졌고, 대다수 주사 환자에서 *Bacillus oleronius*에서 유래되는 62-kDa와 83-kDa 단백질에 혈청 반응을 보여, 주사의 원인임을 시사하고 있다. 또한 *Helicobacter pylori* 감염이 주사 환자에서 대조군에 비해 높게 나타났다는 보고와 *Helicobacter pylori* 와 주사 환자간의 상관관계를 증명하는데 실패하였다는 보고도 있어 상반되는 결과를 보인다. ROS와 *Helicobacter pylori*에 의한 NO의 증가가 주사 환자의 혈관확장과 염증과 연관이 있다고 설명되고 있다. *Helicobacter pylrori* virulence factor로 알려진 cytotoxin-associated gene-A가 위장 상피에서 proinflammatory cytokine의 분비를 가능하게 하고, cytotoxin-associated gene A 항체가 주사 환자에서 관찰되어 추후 관련성에 대해 추가 연구가 필요할 것이다.

5) 스트레스

정신적 스트레스가 skin sympathetic nerve activity (SSNA) 증가를 유도한다는 보고가 있다. SSNA는 혈관확장을 유도하며, 정신적 스트레스 후 SSNA 과민반응이 주사 환자의 안와상 피부에서 관찰된 바 있고, 이러한 과장된 교감신경계 반응은 주사 증상을 유발할 수 있어 국소 염증과 신경혈관 조절장애(dysregulation)의 원인이 될 수 있다.

Cortisol-releasing hormone (CRH)은 주요 스트레스 호르몬으로 알려져 있고, CRP receptor type 1, 2와 CRHbinding protein과 상호 작용을 한다. CRH receptor type 1을 통해 CRH는 비만세포 조절장애를 유도하고, 히스타민과 NO와 같은 혈관확장 매개물질을 유리한다. CRH는 IL-6, IL-8, IL-18을 포함하는 proinflammatory cytokine 생성을 유도할 수 있고, 이 cytokine은 mitogen activated protein kinase와 활성화된 B 세포의 nuclear factor κ-light-chain-enhancer of activated B cells (NF-κB)를 조절하여 안면 홍조를 유도할 수 있다.

CRH receptor type 2는 혈관에서 발현되고 직접적인 혈관확장자로서 역할을 하며, 주사 환자 피부에서 관찰된다. 그럼에도 불구하고 주사 환자에서 스트레스의 정확한 역할은 불분명하고, 추가 연구가 필요할 것으로 생각된다.

참고문헌

1. Aldrich N, Gerstenblith M, Fu P, Tuttle MS, Varma P, Gotow E et al. Genetic vs environmental factors that correlate with rosacea: a cohort-based survey of twins. JAMA Dermatol 2015:151:1213-1219.
2. Chang ALS, Raber I, Xu J, Li R, Spitale R, Chen J et al. Assessment of the genetic basis of rosacea by genome-wide association study. J Invest Dermatol 2015;135:1548-1555.
3. Helfrich YR, Maier LE, Cui Y, Fisher GJ, Chubb H, Fligiel S et al. Clinical, histologic, and molecular analysis of differences between erythematotelangiectatic rosacea and telangiectatic photoaging. JAMA

Dermatol 2015;151:825-836.
4. Steinhoff M, Buddenkotte J, Aubert J, Sulk M, Novak P, Schwab VD et al. Clinical, cellular, and molecular aspects in the pathophysiology of rosacea. J Investig Dermatol Symp Proc 2011;15:2-11.
5. Awosika O, Oussedik E. Genetic predisposition to rosacea. Dermatol Clin 2018;36:87-92.
6. Hua T, Chung P, Chen Y, Wu L, Chen Y, Hwang CY et al. Cardiovascular comorbidities in patients with rosacea: a nationwide case-control study from Taiwan. J Am Acad Dermatol 2015;73:249-254.
7. Akin Belli A, Ozbas Gok S, Akbaba G, Etgu F, Dogan G. The relationship between rosacea and insulin resistance and metabolic syndrome. Eur J Dermatol 2016;26:260-264.
8. Kim M, Choi KH, Hwang SW, Lee YB, Park HJ, Bae JM. Inflammatory bowel disease is associated with an increased risk of inflammatory skin diseases: a population-based cross-sectional study. J Am Acad Dermatol 2017;76:40-48.
9. Egeberg A, Ashina M, Gaist D, Gislason GH, Thyssen JP. Prevalence and risk of migraine in patients with rosacea: a population-based cohort study. J Am Acad Dermatol 2017;76:454-458
10. Egeberg A, Hansen PR, Gislason GH, Thyssen JP. Clustering of autoimmune diseases in patients with rosacea. J Am Acad Dermatol 2016;74:667-672
11. Kang SW, Masayuki A, Anna LB, Alexander HE, David JM, Amy JM, et al. Fitzpatrick' s dermatology in general medicine. 9th ed. New York; Mcgraw-Hill, 2019;1419-1447
12. Woo YR, Lim JH, Cho DH, Park HJ. Rsacea: Molecular mechanisms and management of a chronic cutaneous inflammatory condition. Int J Mol Sci 2016; 17:1562
13. 한석현, 서호석, 최유성. 주사 환자에서 경구 메트로니다졸 치료의 효용성에 대한 고찰. 대한피부과학회지 2017;55:557-564
14. Kang H, Kang HY, Kye YC, Koo DW, Kwon OS, Kim GM, et al. Textbook of Dermatology. 6th ed. Seoul; Daehan Medical Publishing Co, 2014;538-554

04 CHAPTER 발생기전(그림 2)

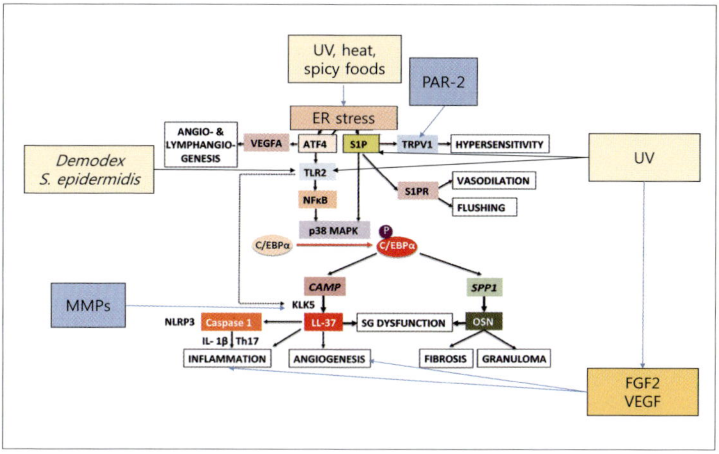

그림 2. 발생기전

1. 피부장벽 이상

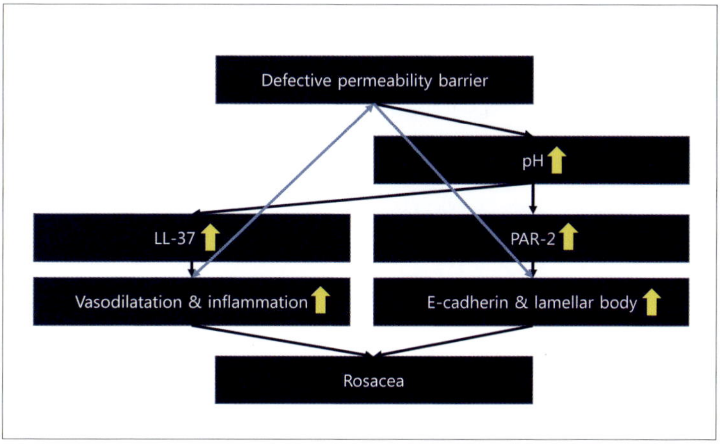

그림 3. 피부장벽 이상

연구논문이 많지는 않지만 주사 환자는 피부장벽의 손상이 있다. 홍반모세혈관확장형 주사(erythematotelang-iectatic rosacea: ETR)는 건조한 피부에서 더 잘 생긴다는 보고가 있으며, 구진농포형 주사는 피지분비량은 변화가 없으나 수분함유량이 줄어 있다고 보고한 논문도 있다. 구진농포형 주사 환자에서 피지 성분 중 myristic acid 같은 지방산은 증가되어 있고, behenic acid, tricosanoic acid, lignoceric acid 같은 saturated long-chain fatty acids와 monounsaturated cis-11-eicosanoic acid는 감소되어 있다는 보고도 있다. *Demodex* 같은 진드기도 피부장벽이 손상된 사람에게 더 많다는 보고가 있다.

피부장벽이 손상되면 경표피수분손실이 증가되고 이러한 환경에서는 미생물에 노출되기가 쉽다. 홍반모세혈관확장형 주사와 구진농포형 주사에서 경표피수분손실이 증가한다. 피부 pH가 올라가기도 하는데 피부가 알칼리화되면 kallikreins (KLKs), 특히 KLK-5, 6, 7, 12가 활성화 된다. KLK-5는 cathelicidin으로부터 LL-37을 활성화시키고, LL-37은 홍반, cytokines 유리, 혈관생성에 관여한다. 그리고 KLK-5와 KLK-7 등은 PAR-2를 활성화시켜 염증반응에 관여하기도 한다. PAR-2는 LL-37의 발현을 증가시킨다. 주사에서 염증반응과 cathelicidin은 피부장벽의 각질층과 지질생성을 손상시켜 가려움증이나 따가운 증상을 일으키기도 한다. 이렇게 됨으로써 주사 환자는 민감성 피부를 가지게 된다.

2. Toll-like receptors (TLR), 단백분해효소, cathelicidin(그림 4)

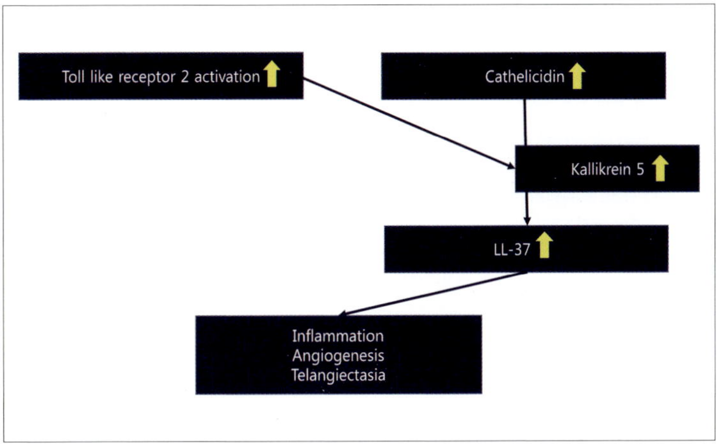

그림 4. TLR, 단백분해효소, cathelicidin

TLR은 각질형성세포, 대식세포, 비만세포, 그 외의 피부에 존재하는 세포의 세포막에 존재하는 pattern recognition receptor (PRR)이다. TLR-2는 NF-κB의 활성화 및 염증성 cytokines, chemokines, 혈관생성인자, 단백분해효소 등을 유리시킨다. TLR-2는 KLK-5를 통하여 선천면역반응에 관여하는 cathelicidin의 발현을 증가시키고 활성화시킨다. Cathelicidin은 양이 증가할 뿐만 아니라 분자량에서도 차이가 있어 질적인 면에서도 차이를 보인다. Cathelicidin은 홍반, 면역반응, 혈관신생에 관여한다. 백혈구의 화학주성인자로 작용하기도 하고 NF-κB를 활성화시키기도 한다. 각질형성세포와 림프구에서 VEGF가 발현되는 것에도 영향을 미쳐 혈관생성을 촉진시킨다. 주사 환자에서의 비정상적인 cathelicidin은 이러한 반응을 일으키지만 정상인에서는 항균작용을 주로 보이고 염증반응은 거의 일으키지 않는다. 비정상적인 cathelicidin을 실험용 쥐에 투여하여 주사 질환이 유도되는 것을 관찰한 실험도 있다. TLR-2는 NLRP3 inflammasome을 활성화시킨 후 IL-1을 유리시켜 염증반응을 매개하기도 한다. 미생물은 각질형성세포의 TLR-2를 활성화시킬 수 있다. 비타민D는 주사환자에서 TLR-2, KLK-5, LL-37의 발현을 증가시킨다. *Demodex folliculorum*으로부터 동정된 *Bacillus oleronius*는 heat-shock proteins과 한 종류의 lipoprotein을 가지고 있는데 이것들은 TLR-2의 발현을 증가시키는 인자들로서 주사의 원인으로 작용한다.

Yamasaki 등은 아토피피부염과 건선에서는 각질형성세포에서 TLR-2의 발현이 증가되지 않았으나 주사에서는 증가되었다고 보고했다. Yamasaki 등은 다른 실험에서 KLK-5의 intrinsic inhibitor인 lympho-epithelial kazal type-related inhibitor가 부족하면 cathelicidin의 생성이 증가하며 활성형 human KLK-5를 쥐에 주사하면 피부의 염증반응이 증가한다는 것을 확인하였다. Moura 등은 조직을 채취하여 면역조직화학염색으로 Langerhans cells (anti-CD1a antibody), plasmacytoid dendritic cells(anti-CD 123 antibody), TLR2, TLR4, iNOS의 발현을 조사하여 Langerhans cells는 주사 환자에서 감소하였고, plasmacytoid dendritic cells는 유의한 소견을 보였고 TLR2, TLR4, iNOS의 발현은 증가하였다고 보고하였다.

3. Inflammasome(그림 5)

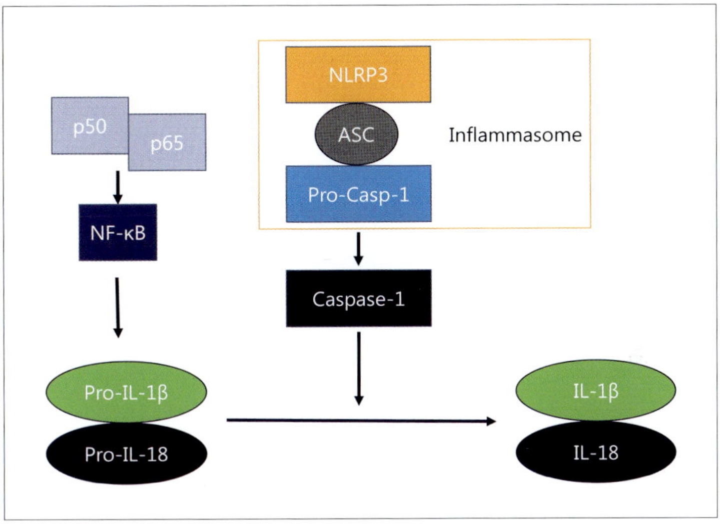

그림 5. Inflammasome 활성화

Inflammasome은 NALP3, caspase-1, ASC로 구성되어 있으며, IL-1, TNF 생성과 염증반응에 관여하고, 호중구를 유도하며, prostaglandin E2를 생성한다. 각질형성세포, 대식세포, 비만세포, 호중구 등이 하나의 네트워크를 형성하여 inflammasome에 의한 주사의 염증반응을 매개한다. NALP3는 각질형성세포와 대식세포의 세포질 내에 존재하는 TLR-2의 카운터파트이다. IL-1β 는 IL-8, TNF, cyclooxygenase (COX)-2의 발현을 증가 시킬 수 있다. IL-8은 호중구의 화학주성 인자이며, TNF와 COX-2-mediated prostaglandin E2 생성과 함께 농포, 구진, 통증, 혈관형성에 관여한다. 더욱이 TNF는 NALP3와 NF-κB-responsive genes의 활성화와 관련이 있다. Inflammasome은 ROS의 생성과 MMPs의 발현으로 인해 조직손상과 혈관확장, 피부 섬유화를 일으키기도 한다. Salzer 등은 자외선 B는 inflammasome-mediated processing을 작동시키는 한 인자로 작용하며 결과적으로 IL-1β를 분비하게 한다고 기술하였다. 자외선 B에 의한 P2X7 receptor 활성화와 LL-37은 세포 내 칼슘 농도를 증가시키는데 이는 inflammasome의 활성화를 증가시키는 요인으로 작용한다고 하였다.

4. 후천면역반응의 부조화(그림 6)

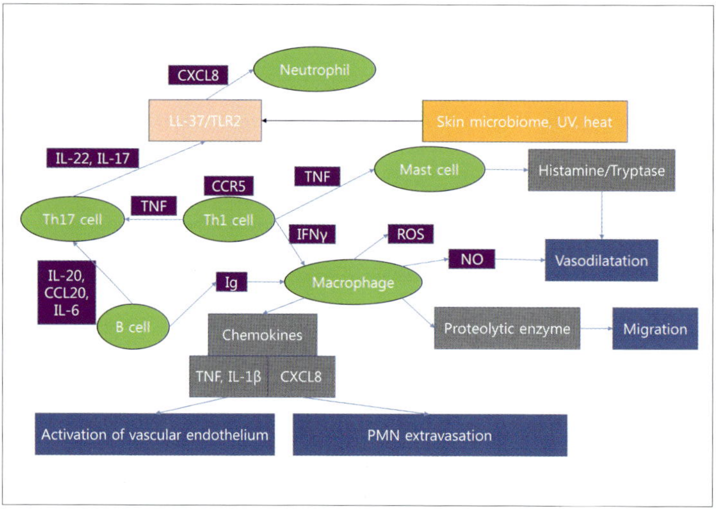

그림 6. 후천성 면역반응

다양한 요인들이 주사의 분자생물학적 병인으로 작용하며, 이 중에서도 선천면역계와 신경혈관계의 부조화가 주요한 병인으로 작용함은 알려져 있다. 최근에는 후천면역계의 이상도 주사의 발병에 관여하고, 염증 반응을 진행시키는 데 역할을 한다는 것이 알려지고 있다. 주사 환자의 병변부 조직검사를 통해 여러 다른 임상 아형에서 T세포와가 활성화 되어 있는 것이 관찰되었다. 그러나 아직까지 주사의 후천면역 체계에 대해서 자세히 알려진 바가 없다. 최근 여드름, 건선 또는 아토피피부염과 같은 다른 만성 염증성 피부 질환에서 후천 면역 체계가 염증 과정에 기여하는 것이 많이 밝혀지고 있고 이를 표적으로 하는 치료법들이 개발되고 있으며, 이와 함께 주사에서도 후천면역체계와 관련된 연구들이 이루어지고 있다.

1) T세포 면역작용

(1) CD4+T세포가 우세한 주사 병변

최근 밝혀진 바에 의하면, T세포들이 주사 병변에서 흥미로운 역할을 하는 것으로 보인다. T세포의 경우, CD4+T세포가 CD8+T세포에 비해 주사 병변에서 더 많이 발견된다. 홍반모세혈관확장형 주사, 구진농포형 주사, 비후형 주사(phymatous rosacea: PhR) 세가지 아형 모두에서 T세포가 강하게 발현되며, 특히 구진농포형 주사에서 그 활성도가 가장 강하게 나타났다. 구진농포형 주사에서 CD4+T세포는 모낭주변에 집중적으로 분포하는 것에 반해 다른 아형에서는 혈관주변에 주로 나타났다. $\alpha\beta$ T세포 수용체의 CD3 subunit인 CD3G,CD3D, CD247의 발현도 높게 나타났고, T세포의 활성, 증식과 관련된 유전자인 LCK, MICB, VAV1, LAG3의 발현도 증가된 것이 확인되었다. 이와 함께 T세포 활성의 costimulatory molecule인 CD80, CD86, TNFSF14의 발현도 높게 나타났다.

침윤된 CD4+T세포는 주로 T helper type 1 (Th1)과 Th17세포임이 알려졌고, 홍반과 구진 병변에서는 선천 면역세포인 대식세포와 비만세포, 농포성 병변에서는 중성구, 비후형 주사에서는 형질세포가 추가적으로 많이 모여 있는 것이 관찰된다.

(2) Th1/Th17 우세를 보이는 주사의 면역반응

홍반모세혈관확장형 주사의 초기 병변에서도 이미 Th1과 Th17세포 위주의 면역 반응으로 인해 TNF-α, Chapter 04. 발생기전 27 interferon (IFN)-γ, IL-17과 같은 주요 proinflammatory cytokines가 유의하게 증가되어 있는 것이 알려졌다. IL-17은 VEGF를 통해 혈관생성을 유발하며 각질형성세포의 LL-37 발현에 영향을 미칠 수 있다. 따라서 Th17 cytokines가 주사의 주요 병인으로 알려진 LL-37의 비정상적 발현에 영향을 줄 것으로 여겨진다.

Th1세포에 의한 염증반응으로 인해 대식세포와 비만세포가 병변부에 모여들게 된다. 주사에서 CXCL8과 CXCL1, 2, 5, 6가 유의하게 증가된 것이 관찰되며, 이는 중성구를 염증조직으로 몰려들게 하여 임상적으로 농포 병변을 나타내게 하며, 혈관생성과 Th17세포의 증가도 유발한다.

논란이 있긴 하지만, 주사에서 Th1/Th17 우세 면역반응은 이론적으로 미생물총의 병인적 반응을 유도할 가능성이 있다. 여러 연구에서 *Demodex folliculorum, Bacillus oleronius, Helicobacter pylori, Staphylococcu epidermidis, Chlamydia pneumoniae, Bartonella quintana* 등이 주사 병인에 관여할 수 있음이 제시된 바 있다. 주사의 Th1/Th17 우세 면역반응이 이러한 미생물들의 번

식과 이에 대한 환자의 면역계 과활성화를 유발할 수 있다.

2) B세포 면역작용

비후형 주사와 구진농포형 주사에서 B세포 면역작용의 활성화가 관찰되는데, 흥미롭게도 이들의 대부분은 항체 형성 형질세포들로 밝혀졌다. 그러나 아직까지 정확한 기전과 역할은 알려지지 않았다.

5. 신경혈관반응(그림 7)

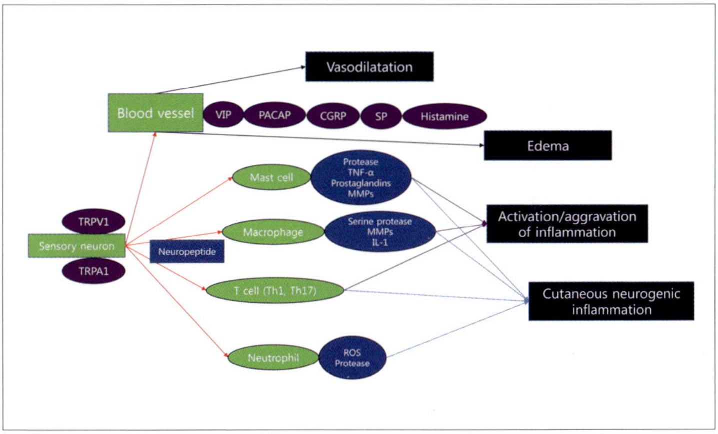

그림 7. 신경혈관반응의 신경성 염증

주사에서 나타나는 가장 특징적이며, 중요한 임상증상은 과민한 혈관 반응으로 시작된 홍조와, 열감이 지속적인 홍반과 혈관확장으로 진행하는 것이다. 이러한 피부 신경혈관반응은 주로 얼굴 가운데에 발생하기 때문에 주사 환자들의 삶의 질을 훼손시키는 핵심적인 증상이기도 하다. 이는 기존에 주사를 분류했던 다음의 4가지 아형인 홍반모세혈관확장형 주사, 구진농포형 주사, 비후형 주사, 안형 주사 중 임상적으로 가장 흔한 아형인 홍반모세혈관확장형 주사에 주로 해당하는 증상으로 볼 수 있다.
하지만 이렇게 홍반과 혈관확장을 보이는 주사 환자의 조직검사 소견은 상부 진피의 혈관 주변에 백혈구, 림프구, 조직구 등의 미약한 침윤과 부종을 보이는 것 외에는 특징적이지 않다. 따라서, 주사의 발생기전은 초기 neuropeptide에 의해 매개되는 일시적인 피부의 미세혈관 긴장도(microvascular tone)의 이상이 반복적으로 지속되고 악화되면서 결국 구조적인 혈관확장으로 진행하는 것으로 추정해 볼 수 있고, 이러한 과정은 신경혈관반응의 병태생리로 설명할 수 있다.

1) 주사에서 신경혈관반응의 이상이 병인으로 작용할 것임을 시사하는 임상소견

대부분의 주사 환자에서 열 등 다양한 자극에 대한 혈관 조절 기능이상이 관찰된다. 주사 환자에게 편두통이 동반질환으로 관찰된다는 점도 혈관 운동기능 이상이 주사의 병인으로 관여할 것임을 추정할 수 있는 근거 중 하나로 볼 수 있다. 그 외에도 신경학적 질환이나 신경 퇴행성 질환인 Alzheimer병, Parkinson병, 불안, 우울 등이 주사에서 동반된다는 점도 신경학적인 병인이 주사에 관여할 것임을 시사하는 임상적인 증거이다. 또한 주사에서 neurokinin B와 이의 수용체인 neurokinin receptor-3 (NK3R)의 유전자인 tachykinin precursor-3 및 tachykinin receptor-3의 다형성(polymorphism)이 보고되었다. 따라서 NK3R이 과도하게 활성화되어 substance P와 같은 tachykinin의 분비가 증가하게 되는 신경혈관반응이 주사의 유전적 소인에 관여함을 생각해 볼 수 있다.

2) 생리적인 혈관 확장과 주사의 홍조의 기전 비교

얼굴의 일시적인 생리적 혈관 확장은 체온의 증가로 인한 온도조절과정에서 발생하는 홍조(flushing)와 감정 변화로 인해 발생하는 일시적인 홍반인 안면홍조(blushing)로 나누어 생각해 볼 수 있다. 이러한 생리적인 홍조는 자율신경의 활성, 또는 혈관활성물질로 인한 혈관평활근의 이완으로 발생하며 5분 이내로 지속된다. 하지만 주사환자에게서 관찰되는 홍조는 생리적인 혈관 확장보다 더 긴 시간 지속되는 특징이 있다. 먼저 생리적인 홍조의 기전을 이해하여야 이를 주사의 병태생리와 비교해 볼 수 있다. 생리적인 혈관 확장은 열이나 운동 등으로 체온이 상승할 때 이를 조절하는 과정에서 나타나게 된다. 중심체온이 상승하게 되면 피부혈관계의 유두진피와 망상진피의 경계부에 위치한 동정맥문합 중 상층 정맥총(superficial venous plexus)에서 반응성 혈관확장(reflex cutaneous vasodilation)이 일어나게 되고 이로 인해 홍조가 발생한다.

얼굴의 혈관 반응은 주로 자율신경계인 교감신경과 부교감신경, 그리고 감각신경의 신경자극에 의해 분비되는 norepinephrine, epinephrine, acetylcholine, neuropeptide 등에 의해 조절된다. 피부의 혈관 확장은 sympathetic cholinergic nerves에서 방출되는 acetylcholine 및 substance P, vasoactive intestinal peptide (VIP), pituitary adenlylate cyclase activating peptide (PACAP)에 의해 발생한다. 피부 혈류가 증가 하게 되면 혈관내피세포에서 산화질소(nitricoxide; NO)의 생성이 증가하고, 각질형성세포에서는 prostaglandin이 생성되어 혈관확장반응이 지속되게 된다. 주사 환자에게 epinephrine, norepinephrine, acetylcholine을 주입한 후에 나타나는 피부혈관반응은 정상인과 다르지 않다고 알려져 있다. 피부의 혈관주변에서는 unmyelinated sympathetic nerve가 분포한다. norepinephrine을 유리하는 신경섬유인 adrenergic neuron에는 α 수용체에 α1과 α2, β 수용체에 β1과 β2수용체아형이 존재한다. 혈관 평활근에서는 α adrenoreceptor에 의해 수축되고, β2 adrenoreceptor에 의하여 이완된다. 주사 환자의 홍조를 완화시키기 위해서 사용하는 국소 제제인 α 1A-adrenoceptor agonist (oxymetazoline)와 α2-adrenoceptor agonist (brimonidine), 경구약제인 β-adnergic blocker (propranolol, carvedilol)는 혈관평활근의 이완을 억제하여 홍조를 줄이는 기전으로 치료에 사용되고 있다. 그 외 botulinum toxin과 교감신경 절제술(sympathectomy)도 이러한 기전을 바탕으로 홍조의 치료로 사용되고 있다.

정상 체온조절과정에서 발생하는 홍조는 일반적으로 교감콜린성신경(sympathetic cholinergic nerve)의 활성으로 발한의 증가가 동반되는 'wet flushing' 으로 나타나는 반면, 전신혈관작용 매개체(circulating vasoactive mediator)로 인해 발생하는 홍조는 발한이 동반되지 않기 때문에 'dry flushing' 으로 부르게 된다. 체온상승과정에서 발생하는 홍조가 아닌 비정상적으로 발생하는 홍조는 직접적으로 혈관작용 매개체(vasoactive mediator)가 혈관평활근을 통해 작용하거나, 또는 혈관운동(vasomotor autonomic innervation) 긴장도의 이상을 통해 작용한다. 이 때 혈관작용 매개체는 외인성 매개체(external mediator)와 내인성 매개체(internal mediator)로 나눠진다. 음식 안의 tyramine, 히스타민, higher chain alcohol, monosodium glutamate, aldehyde, nitrite, sulphite 등의 성분들은 외인성 매개체로 홍조를 유발하게 된다. Neuropeptide (substance P 등의 tachykinins, kallikrein, kinins, neurotensin, neuropeptide K, vasoactive intestinal peptide, gastrinrelated peptide, motilin), catecholamine (epinephrine, norepinephrine, dopamine), 호르몬 (estrogen, adrenocorticotrophic hormone, cortico-trophin-releasing hormone, calcitonin), 히스타민, prostaglandin은 내인성 매개체로 홍조를 유발하는 대표적인 물질이다.

3) 주사 환자의 감각신경계와 자율신경계의 병태 생리

주사환자에서 스트레스로 피부 교감신경이 활성화되면 cortisol releasing hormone, PACAP, NO 등이 분비되어 혈류를 증가시켜 홍반을 유발하고, 신경성 염증반응과 통증이 촉발된다. 홍반혈관확장성 주사에서는 피부의 감각신경의 밀도가 증가되어 있는데, 따라서 피부의 감각신경이 활성화되면서 방출되는 substance P, calcitonin gene-related peptide (CGRP) 등이 증가하면서 혈관내피세포와 평활근에 작용하여 혈관을 확장시키게 된다. 주사 환자에서 acetylcholine에 대한 피부 혈관 반응을 평가한 연구 결과에 따르면, 통각 신경 섬유(nociceptive nerve fibers)의 활성화는 주사 환자의 피부민감도에 기여하고, 축삭 반사는 가장 심한 증상이 있는 환자에서만 홍조를 증가시키는 것으로 나타났다. 피부 신경계에서는 자율신경 및 감각신경이 다양한 층에 분포하면서 neuropeptide를 분비하여, neuropeptide 수용체가 존재하는 피부에 있는 대부분의 세포에 영향을 주게 된다. 피부에 존재하는 세포들 또한 neuropeptide와neurotrophin을 분비하여 다시 피부신경계를 자극하게 된다. 이러한 작용은 염증반응을 증폭시키는 양성 양방향 되먹임 고리(positive bidirectional feedback loop)를 형성하게 되어 주사에서 피부의 신경혈관반응이 고착화되며 악화되게 된다.

4) 신경혈관반응을 매개하는 neuropeptide

주사 환자가 악화인자에 노출되면 피부신경계 또는 비는 비신경계 조직의 TRP channel의 활성화를 통해 neuropeptide가 분비되고 증폭된다. 분비된 PACAP, substance P, CGRP와 같은 vasoactive neuropeptides는 혈관확장, 혈장 혈관외유출, 백혈구침윤, 비만세포의 탈과립화를 통해 주사 환자에서 관찰되는 홍조 및 홍반에 기여하게 된다. Neuropeptide는 비만세포를 활성화시켜 히스타민을 분비하게 되어 결국 혈관확장 및 모세혈관증식을 일으키게 되고, tryptase를 분비하게 하여 섬유아세포에 대한 화학쏠림 인자(chemotactic agent)로 작용하여 MMPs를 통한 섬유화에 기여하게 된다. 또한 neuropeptide는 IL-1β를 증가시키고, vascular cell adhesion molecule (VCAM)을 발현을 증가시켜 백혈구 이주를 촉진하게 된다.

주사 환자에서 홍조를 발생시키고 악화시키는 물질로는 substance P, serotonin, bradykinin, prostaglandin, opioid peptide 등이 거론되고 있다(표 4). 그 중 특히 주사 환자의 혈청에서는 PACAP, substance P, VIP, CGRP와 같은 neuropeptide가 증가하여 있음이 확인되었다. 주사 환자의 피부에서는 substance P에 양성인 신경 섬유가 증가되어 있으며, 동맥을 이완시켜 피부 혈류를 증가시킨다고 알려진 CGRP 및 그 수용체의 mRNA의 발현이 증가하여 있는 것이 관찰된다.

표 4. 홍조에 관여하는 neuropeptide

Neuropeptide	작용	기전
Substance P	부종	후모세혈관정맥의 NK1 수용체를 통해 부종을 야기
Calcitonin gene-related protein (CGRP)	혈관확장	소동맥의 평활근에 작용하여 혈관확장을 유도
Pituitary adenylate cyclase activating peptide (PACPA)	혈관확장	1. 소동맥의 평활근에 작용하여 혈관확장을 유도 2. 내피세포에서 산화질소(NO)를 분비하여 혈관확장시킴
Vasoactive intestinal peptide (VIP)	혈관확장	소동맥의 평활근에 작용하여 혈관확장을 유도

5) 주사 환자에서의 substance P의 역할

Substance P는 혈관 투과성을 증가시켜 혈관외 혈장유출과 부종을 유발시킨다. 홍반모세혈관확장형 주사에서 발현이 증가된 substance P는 TRPV1의 발현을 증가시켜 과민감상태를 악화시키는 대표적인 neuropeptide로 알려져 있다. 그 외에도 substance P가 분비되면 혈관상피세포에서 intercellular adhesion molecules (ICAM)과 VCAM의 발현이 증가하게 되고, 백혈구의 유입으로 단백분해효소와 활성산소가 분비되어 염증반응이 촉진되게 된다. 또한 substance P는 비만세포를 자극하여 VEGF 분비를 증가시켜 혈관증식을 촉진하고 염증세포의 침윤을 유발하게 된다.

6) 주사를 악화시키는 자극인자에 따른 신경 혈관 반응

주사에서는 온도 변화(열, 한랭), 화학적 자극(산, 계면활성제), 기계적 자극, 매운 음식(capsaicin), 레드와인(resveratrol), 정신적 스트레스(substance P)에 대해 민감한 피부 반응이 관찰된다. 모든 주사 환자들이 같은 자극에 대해 홍조가 발생하지는 않지만, 환자마다 특정 자극에 대해 민감하게 홍조가 나타난다. 이러한 주사 각각의 환자에 따른 악화요인에 해당할 것으로 추정되는 수용체 혹은 경로가 점점 밝혀지고 있다. 공통적인 수용체로는 TRPV1, TRVA1, NALP3, TLR-2가 있으나 그 중 신경 반응을 통해 작용하는 수용체는 주로 TRP로, 이러한 자극들은 특정 TRPV 채널을 통해서 인식된다.

(1) 자외선 조사

자외선 B 조사는 ceramide를 생물학적 활성을 지닌 지질 매개체인 sphingosine-1-phosphate (S1P)로 전환시킨다. 자외선 조사뿐만 아니라 ER stress 상황에서도 S1P의 발현이 증가된다. S1P는 TRPV1의 활성을 증대시키기 때문에 이로 인해 홍조 및 혈관 확장이 발생하게 된다. S1P 수용체는 주로 혈관 내피세포와 평활근에 발현되어 있어, 특이적인 S1P 수용체를 활성화시킴으로써 혈관 긴장도를 조절하여, 피부혈관반응이 과민하게 되는 데 일조한다.

(2) 열 자극 등의 온도 변화

주사는 온도 변화에 매우 민감하며 특히 열에 대해서 민감하다. 온도자극이 통증으로 인지되는 것은 주로 TRPV1에 의해서 매개된다. 열 자극 등으로 유발된 ER stress는 S1P를 발현시키게 되고, 이는 감각신경에 발현된 G-protein coupled receptor에 작용하여, p38을 활성화시킴으로 온도 자극에 대해 TRPV1이 민감화 되게 된다.

(3) 매운 음식

매운 고추의 성분으로 잘 알려진 capsaicin은 주사 환자들이 매운 음식에 의해 홍조가 악화되는 것을 매개시키는 대표적인 성분으로 알려져 있다. TRPV1의 주요한 작용제(agonist)인 capsaicin과 TRPV1의 sensitizer로 잘 알려진 S1P는 ER stress와 신경 염증을 상승시키게 되는데 이러한 과정을 통해서 매운 음식을 먹은 뒤에 발생하는 주사의 홍조를 설명할 수 있다.

(4) 운동과 술

운동과 에탄올은 자율신경으로부터 acetylcholine이나 PACAP와 같은 neuropeptide를 분비하게 한다. 무해한 유발인자에 대해 생리적으로 다양한 반응을 느끼는 것에 대해서 아직 정확히 밝혀지지 않았지만, 개개인의 수용체 활성화와 그 하방의 활성 세포 타겟의 민감도가 유전적인 소인에 따라 달라지는 것으로 주사 환자에서 악화요인 및 표현형이 다양하게 나타나는 것을 설명할 수 있다.

7) 과다혈관 민감성(hypervascular sensitivity)에 관여하는 TRPV(표 5)

주사 환자들은 열 등 온도변화와 화학적 자극에 민감하게 반응하는 경향이 있다. 주사 환자에서는 악화요인에 노출되면 감각신경에 있는 TRP channel [TRPV1, TRP ankyrin type 1 (TRPA1), TRP vanilloid type 4(TRPV4)]

표 5. 온도변화에 반응하는 transient receptor potential channel

TRP channel	발현증가 주사아형	촉발원인	천연작용제	역할
TRPV1	홍반모세혈관 확장형 비후형	43℃ 초과하는 열자극 정서적 스트레스 더운 날씨 실내 열 무리한 운동 뜨거운 목욕 따뜻한 음료 매운 음식 음주 염증	Capsaicin Nicotinic acid	혈관 조절 통각
TRPV2	홍반모세혈관확장형 구진농포형	더운 날씨		선천면역 통각 염증 혈관조절 열감지
TRPV3	홍반모세혈관확장형 비후형	열		
TRPV4	홍반모세혈관확장형 비후형	일광노출 습도 삼투변화		
TRPA1		17℃ 미만의 냉자극 추운 날씨 유해한 열(52℃) 특정 피부관리 제품 활성산소 마늘 겨자유	Cinamaldehyde	

로 칼슘 이온이 유입되면서 활성화되어 substance P, CGRP, adrenomedullin (ADM), PACAP, VIP와 같은 neuropeptide가 분비되어 혈관확장이 발생하게 된다. TRP 채널은 각 TRP하부 채널들과neuropeptide 수용체와 교차작용을 하게 되어 신경혈관 반응을 증폭시키게 된다. 리간드 개폐형 비선택적 칼슘 이온 통로(ligand-gated non-selective Ca^{2+} channel)은 주로 감각신경의 C-fiber에 60-75%가 존재한다. 감각 신경의 C-fiber에는 TRPA1과 TRPV1가 함께 발현되어 있다. TRP 채널(TRPV1, TRPV2, TRPV3, TRPV4, TRPA1 ion channels)은 감각신경세포 외에도 주사 환자의 모든 아형의 혈관 및 면역세포에서 발현이 증가한다고 알려져 있다. 홍반혈관확장성 주사에서는 TRPV1, TRPV2, TRPV3가, 구진농포형 주사에서는 TRPV2, TRPV4의 증가가, 비후형 주사에서는 TRPV3, TRPV4의 유전자 발현이 증가된다. TRPV1은 감각신경 외에도 , 비만세포, 수상돌기세포 등의 면역세포, 피지세포, 진피 혈관, 모낭, 한선 등에 존재한다. TRPV1은 대표적으로 capsaicin에 의해 활성화되는 것으로 알려져 있는 것처럼, 통증이나 화학자극을 감지하는 센서로 작동한다. 또한 TRPV1 채널은 산염기 변화에 대한 혈관 반응의 매개에 관여한다. TRPV1은 피부의 미세혈류에 있어서 혈관긴장도를 조절하는 역할을 한다. 혈관 벽의 바깥층에 위치한 감각신경세포의 말단부의 TRPV1의 활성화는 피부의 혈관확장을 유도한다. 내피세포나 평활근세포에서는 TRPV1 매개 칼슘이온이 유입되면 NO가 방출되어 혈관이 확장된다. 역으로 NO에 의해서도 직접적으로 TRPV1이 활성화되어 양방향 고리의 되먹임으로 악화되면서 홍조와 지속적인 피부 혈관확장이 발생하게 된다.

TRPA1은 17도 미만의 냉 자극에 반응한다. TRPA1는 growth factors, bradykinins, 단백분해효소, thymic stromal lymphopoietin (TSLP) 등에 의해 활성화된다. 특히 TRPA1은 가려움으로 인한 감각신경 활성화에 있어서 피부 면역을 조절하는 문지기 역할을 하는 것으로 알려져 있다. 그 중 특히 TRPA1과 TRPV1의 상호작용이 주사의 과민한 신경혈관반응과 염증을 지속시키고 증폭시키게 된다. 이러한 TRPV1과 TRPA1 수용체의 활성화는 substance P와 CGRP 같은 신경펩티드의 방출을 자극시켜 주사의 신경혈관반응을 촉발시키게 된다.

8) TRPV1을 활성화시키는 요인-PAR2, 피부 노화, 소포체

스트레스(endoplasmic reticulum stress: ER stress), substance P, TRPV1은 통각, 기계적 민감(mechano-sensitivity), 정신적 스트레스에 대한 반응에 있어서 주요한 매개체 역할을 한다. PAR2도 주사 환자에서 발현이 증가했다고 알려져 있는데, PAR2는 TRPV1을 활성화시켜 통각을 민감하게 전달하게 한다. 그리고 활성화된 PAR2는 TRPV1과 상호작용하여 피부 혈관확장을 증폭시키게 된다. 쥐의 신경세포에서는 TRPV1이 PAR2와 공존하고 있어, 염증 과정에서 단백분해효소에 의해 함께 활성화되는 것이 증명된 바 있다. 따라서 주사에서도 증가된 serine protease에 의해 PAR2가 상향 조절 되면서 TRPV1 매개 염증이 유발되는 것으로 추정되고 있다. 주사는 또한 노화에 따라 일반적으로 진행하는 경과를 보인다. 내인성노화와 광노화 모두, 피부에서 TRPV1 발현을 증가시킨다. 피부노화에 따른 TRPV1의 발현 증가는 ER stress 신호를 증가시키게 되는데, 이것으로 노화와 주사의 진행과의 관련성을 설명할 수 있다. 그 외에도 자외선 조사, 열, 매운 음식과 같이 주사의 악화요인들은 ER stress를 증폭시키게 된다. 주사의 중요한 병리기전 중 한가지인 ER stress 자체도 TRPV1 발현을 증가시킨다고 알려져 있다. TRPV1은 원형질막과 소포체막에 위치하는 유일한 TRPV 아형이다. 그러므로 ER stress가 있는 환경에서는 소포체가 TRPV1을 활성화하는 외부 자극에 더 민감하게 된다. 그 외 ER stress에 의해 생성된 S1P의 증가로 인한 TRPV1의 활성화가 혈관의 과다활성(vascular hyperactivity)을 유도할 수 있다. 주사에서 상향 조절된 ER stress 센서는 TLR2, NLRP3, 그리고 특히 TRPV1을 포함한 TRP 채널을 통해 작동한다. 이렇게 신호가 증폭되면서 주사 환자의 이상혈관반응이 지속되며 진행되는 것이라 생각된다.

9) 신경혈관반응의 신경성 염증(neurogenic inflammation)으로의 진행

주사에서 발생하는 홍조는 병태생리학적으로 신경성 염증의 일환으로 이해되고 있다. 주사환자에서 신경 자극에 대한 결과로 신경성 염증의 매개체가 분비되면 민감한 피부와 홍조가 나타나게 된다. 5분 이상 지속되는 홍조는 혈관확장으로 인한 홍반, 혈관외유출로 인한 부종, 백혈구 등 염증세포의 침윤으로 이어지는 신경성 염증 연쇄반응의 초기현상으로 나타나게 된다. 하지만 피부의 신경혈관반응이 어떻게 염증성 면역반응을 조절하는지에 대한 연구는 아직 불충분하다.

하지만 이에 대한 일부 연구들을 살펴보면, 표피의 신경섬유에서 분비된 neuropeptide는 각질형성세포에서 IL-1α, IL-6, IL-8 등의 염증성 cytokine의 생산을 촉진시키게 된다. 진피에서 감각신경섬유는 비만세포, 혈관, 모낭에 근접해 위치한다. 감각신경섬유에서 분비된 substance P는 신경성 염증을 촉진시키는 핵심 면역세포인 비만세포의 탈과립을 일으켜 히스타민과 같은 염증성 매개체를 방출하게 한다. 비만세포에서 분비된 히스타민은 신경섬유의 히스타민 수용체를 통해 neuropeptide를 방출시키게 되어 비만세포와 신경섬유간의 양방향의 고리를 확립시키게 된다.

감각신경에서 neuropeptide의 분비는 피부자극원에 의해 직접적으로 유발되거나, 각질형성세포에서 분비된 IL-6, 내피세포에서 분비되는 TNF-α 나 IL-1, 또는 비만세포 등 면역세포에서 유래된 신호에 의해 간접적으로 유발된다. 이렇게 분비된 substance P, CGR, PACAP, VIP와 같은 neuropeptide는 Langerhans 세포의 항원제시과정을 억제하고, T 세포 반응을 Th1 대비 Th2로 편향시킨다. PACAP, VIP는 T 세포를 Th17 세포로 분화시켜 신경혈관반응이 면역반응으로 지속되게 된다.

앞서 언급했던 주사에서 TRPV1의 활성화는 주사에서 염증성 매개체를 방출시키고, 면역세포에서 염증성 유전자의 발현을 증가시킨다. 주사의 다양한 악화인자들은 각질형성세포에서 cathelicidin과 VEGF, endothelin-1을, 내피세포에서는 NO와 PACAP을, 비만세포에서는 cathelicidin, MMPs, TNF-α, 대식세포에서는 IFN-γ, TNF, MMPs, IL-26를, Th1 세포에서는 IFN-γ를 분비시켜 염증반응을 촉진시킨다고 증명되었다. 반면 초기면역반응이 역으로 신경혈관반응 조절의 이상을 야기할 것으로 추정되나, 아직 이에 대해서는 명확히 밝혀지지 않았다.

6. 모세혈관확장증

모세혈관확장증은 상부진피에 분포하는 모세혈관의 지속적인 확장을 말한다. 이차모세혈관확장은 외상이나 방사선조사, 내인노화, 광노화, 피부위축, 흡연, 자외선 조사 등의 만성적인 피부손상으로 인해 나타난다. 주사에서는 일차적으로 발생한 혈관확장이 지속되어 영구적인 모세혈관확장이 발생할 수 있다. 이러한 얼굴의 홍반과 동반된 혈관확장은 홍반모세혈관확장형 주사에서 주로 관찰된다.
주사에서 나타나는 혈관확장의 병태생리는 확실히 밝혀져 있진 않으나, 일광손상으로 인해 발생하는 이차적인 혈관확장과는 다르다고 알려져 있다. 가능한 가설은 transforming growth factor (TGF), fibroblast growth factor (FGF), 단백분해효소, MMPs로 인해 세포외기질 구조가 파괴되어 피부혈관을 지지하는 진피 결합조직의 탄성이 저하되면서 비가역적인 혈관확장으로 진행한다는 것이다. 그러나 이를 명확히 하기 위해서는 더 많은 기초연구가 필요하다. 반면 주사환자에서 특징적이며 명확하게 나타나는 병리조직소견 중의 하나는 일광탄력섬유증(solar elastosis)으로 관찰되는 상부 진피 콜라겐의 변화이다. 따라서 만성적인 일광손상 및 내인노화로 인한 진피결합조직의 변성으로 인한 이차모세혈관확장도 주사의 혈관확장에 기여할 것으로 추정해 볼 수 있다. 주사에서 악화요인으로 작용하는 자외선 노출도 모세혈관확장증에 기여할 것으로 추측된다. 국내에서 시행된 한 연구에 따르면, 홍반모세혈관확장형 주사는 일광노출의 정도와 의미 있는 연관성을 보이나, 구진농포형 주사와는 관련이 없는 것으로 밝혀졌다. 자외선 노출은 ER stress를 촉진시켜 염증반응뿐만 아니라 혈관신생과 섬유화를 유발한다. 주사에서 핵심적인 병인 중 한가지를 차치하는 cathelicidin인 LL-37은 자외선B 매개 inflammasome의 활성 및 혈관신생을 증가시켜 모세혈관확장을 유발한다. 다양한 숙주 방어 기능에 관련된 antimicrobial peptide인 LL-37은 비만세포를 활성화 시키고, Th17 세포의 분화에 관여하여 혈관신생, 섬유화 등에 기여한다. 또한 LL-37은 내피세포에 formyl peptide receptor-like 1을 발현시켜 혈관신생을 매개한다.

주사의 피부에서는 VEGF 및 IL-8의 발현이 증가되어 있다. LL-37 및 ER stress는 IL-8의 발현을 증가시킨다. IL-8은 주사에서 내피세포의 증식 및 모세혈관의 형성을 촉진하는 중요한 cytokine이다. ER stress의 실험적 모델에서도 ER stress로 인해 IL-8과 VEGF가 증가함이 확인된 바 있다.

ER stress는 혈관신생에서 중요한 역할을 한다. Inositol-requiring enzyme 1 (IRE1), pancreatic ER kinase(PERK), activating transcription factor 6 (ATF6)는 스트레스 상황에서 VEGF의 발현을 매우 강하게 유발한다.

비접힘단백질반응(unfolded protein response)과 관련된 ATF4, X-box binding protein 1 (XBP1), ATF6로부터 유래된 전사인자들은 모두 같은 혈관신생인자의 promoter와 결합하게 되고 전사를 유도하게 된다. 또한 ER stress는 hypoxia-inducible factor-1 (HIF-1)의 활성화를 증가시켜 VEGF의 발현을 유도하게 되어 혈관신생 및 림프관신생을 발생시킨다. Substance P는 비만세포에서 VEGF를 분비시켜, 내피세포의 증식을 촉진시키고, 신생 혈관을 증가시켜 염증반응을 증폭시키게 된다. PAR-2 또한 VEGF의 발현을 증가시켜 주사의 모세혈관확장증에 기여하게 된다.

7. 비후, 섬유화, 분비선 증식

주사의 정확한 병인은 아직까지 명확하지 않다. 유전적 요인, 선천/후천면역계의 부조화, 혈관/신경계의 기능 이상, Demodex 와 같은 미생물들의 역할 등 다양한 병인적 요소가 관여하는 것으로 밝혀지고 있다. 이 외에도 림프순환계의 조절이상에 의해 림프부종이 생길 수 있고, 분비선의 과증식과 섬유화가 나타나면서, 혈관확장과 혈관외유출로 인한 염증반응이 심해질 수 있다(그림 8).

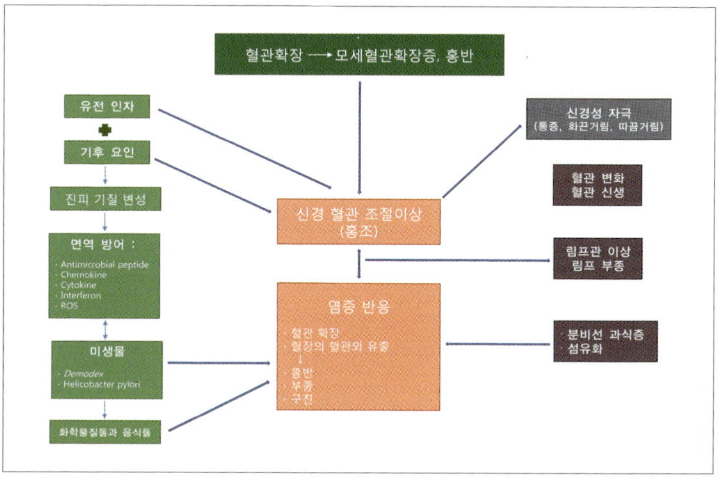

그림 8. 비후, 섬유화, 분비선 증식

주사의 비후성 아형인 phymatous type은 주사가 서서히 만성적으로 진행하면서 피부의 결체조직이 뒤틀리고 분

염화된 증식을 하는 것으로, 특히 코에 주로 나타나 비류(rhinophyma)로 잘 알려져 있지만, 턱(gnatophyma), 이마(metophyma), 귀(otophyma), 안검(blepharophyma)에도 나타날 수 있다.

비류의 병인은 피부의 혈관 불안정성에서 시작한다. 진피 내 간질과 기질로 체액이 유출되면 염증과 섬유화 반응이 시작된다고 여겨진다. 비류의 조직에서는 섬유화를 유발하는 TGF-β 1, 2가 증가되어 있고, 흉터 형성 방지 역할을 해주는 TGF-β 3는 정상조직과 차이가 없는 것으로 알려져 있다. 코의 피부 두께 증가는 진피 전반과 피지선의 증식과 함께 나타난다. 확장된 피지관은 점차 낭종화되고 피지로 꽉 차게 된다. 코 이외 부위의 phyma도 이와 유사하게 만성 부종성 합병증, 결체 조직 및 피지선의 과증식을 보인다. 전반적으로 주사 환자 안면 피부의 진피 결체조직들이 비정상적인 양상으로 제대로 된 구조적 지지를 하지 못하면서 그 안의 미세순환들도 제대로 이루어지지 못하게 된다.

홍반모세혈관확장형 주사의 광미세현미경 소견을 보면, 상부진피의 불규칙적으로 확장된 모세혈관들과 함께 진피 콜라겐의 변형과 비정상적인 섬유화 소견들이 관찰된다. 또한, 피지선의 증식과 함께 확장된 모낭 누두부(follicular infundibulum) 주변으로 림프구들의 침윤이 관찰된다.

47명의 비류 환자의 조직 소견을 모아 발표한 것에서도 보면, 모든 증례에서 모낭의 막힘 현상과 모낭 주변의 림프구 침윤이 관찰된다. 또한 피지선 과증식이 85%에서 나타났고, 흉터 조직이 75%, 극세포증이 50%에서 보였으며, 조직의 약 1/3에서 혈관확장이 관찰되었다.

최근 발표된 6명의 홍반모세혈관확장형 주사와 22명의 구진농포형 주사 한국인 환자의 조직검사 결과에서는 28명 중 27명(96.4%)에서 피지선 주변의 림프조직구의 침윤이 관찰되었으며, 이는 홍반모세혈관확장형 주사와 구진농포형 주사 사이에 차이가 없었다. 주사의 병인에 주요하게 작용하는 것으로 알려진 비만세포는 상부진피 혈관주변과 함께 피지선 주변에서 그 수가 증가된 것이 관찰되었다. 이 논문의 저자들은 주사 병변에서 지방산 조성의 변화가 관찰되는데, 이것이 피부 마이크로바이옴의 항상성 변화를 가져오고, 이로 인한 피지선 주변 환경의 dysbiosis가 피지선 관련 염증반응을 유발하고 피지 조성의 변화 등 미세 환경의 변화를 야기할 수 있을 것이라고 추정하고 있다. 또한 이러한 피지선 환경의 변화는 다시금 미생물총의 구성에 영향을 미칠 수 있을 것이다. 피지선에서 cathelicidin, human β-defensin 2와 같은 antimicrobial peptide와 염증성 cytokine, chemokine이 발현될 수도 있다. 이는 피지선 자체가 주사의 병인에 관여하는 주요 미생물인 *Demodex* 의 서식처로서의 역할뿐 아니라 주사에서 보여지는 만성 염증 과정에 직접적으로 참여할 수 있을 것이란 점을 시사한다. 그러나 이에 대해서는 앞으로 좀더 많은 연구가 이루어져야 할 것으로 여겨진다.

참고문헌

1. Steinhoff M, Buddenkotte. Rosacea. In: Kang S, Amagai M, Bruckner AL, Enk AH, Margolis DJ, McMichael AJ, Orringer JS. Fitzpatrick' s Dermatology. 9thed. New York: McGraw-Hill, 2019: 1419-1447
2. Elder DE, Elenitsas R, Rsenbach M, Murphy GF, Rubin AI, Xu X. Lever' s histopathology of the skin, 11th ed. Philadelphia: Wolters Kluwer, 2015:547-552
3. James WD, Elston DM, Treat JR, Rosenbach MA, Neuhaus Andrews' diseases of the skin. 13th ed. Edinburgh: Elsevier, 2020:245-251
4. Habif TP. Clinical dermatology. 6th ed. China: Elsevier, 2016:256-259
5. Addor FA. Skin barrier in rosacea. An Bras Dermatol 2016;91:59-63
6. Holmes AD, Steinhoff M. Integrative concepts of rosacea pathophysiology,

clinical presentation and new therapeutics. Exp Dermatol 2017;26:659–667
7. Yamasaki K, Kanada K, Macleod DT, Borkowski AW, Morizane S, Nakatsuji T, et al. TLR2 expression is increased in rosacea and stimulates enhanced serine protease production by keratinocytes. J Invest Dermatol 2011;131:688–697
8. Yamasaki K, Gallo RL. Rosacea as a disease of cathelicidins and skin innateimmunity. J Investig Dermatol Symp Proc 2011;15:12–15
9. Moura AKA, Guedes F, Rivitti-Machado MC, Sotto MN. Innate immunity in rosacea. Langerhans cells, plasmacytoid dentritic cells, Toll-like receptors and inducible oxide nitric synthase (iNOS) expression in skin specimens: case-control study. Arch Dermatol Res 2018;310:139–146
10. Salzer S, Kresse S, Hirai Y, Koglin S, Reinholz M, Ruzicka T, et al. Cathelicidin peptide LL-37 increases UVB-triggered inflammasome activation: possible implications for rosacea. J Dermatol Sci 2014;76:173–179
11. Buhl T, Sulk M, Nowak P, Buddenkotte J, McDonald I, Aubert J, et al. Molecular and morphological characterization of inflammatory infiltrate inrosacea reveals activation of Th1/Th17 pathways. J Invest Dermatol 2015;135:2198–2208
12. Steinhoff M, Buddenkotte J, Aubert J, Sulk M, Novak P, Schwab VD, et al. Clinical, cellular, and molecular aspects in the pathophysiology of rosacea. J Investig Dermatol Symp Proc 2011;15:2–11
13. Brown TT, Choi EY, Thomas DG, Hristov AC, Chan MP. Comparative analysis of rosacea and cutaneous lupus erythematosus: histopathologic features, T-cell subsets, and plasmacytoid dendritic cells. J Am Acad Dermatol 2014;71:100–107
14. Steinhoff M, Schauber J, Leyden JJ. New insights into rosacea pathophysiology: a review of recent findings. J Am Acad Dermatol 2013;69(6Suppl1):S15–S26
15. Payne WG, Wang X, Walusimbi M, Ko F, Wright TE, Robson MC. Further evidence for the role of fibrosis in the pathobiology of rhinophyma. Ann Plast Surg 2002;48: 641–645
16. Marks R. Concepts in the pathogenesis of rosacea. Br J Dermatol 1968;80:170–177
17. Acker DW, Helwig EB. Rhinophyma with carcinoma. Arch Dermatol 1967;95:250–254
18. Lee SH, Lee SB, Heo JH, Yoon HS, Byun JW, Choi GS et al. Sebaceous Glands participate in the inflammation of Rosacea. J Eur Acad Dermatol Venereol 2019 Nov 11. [Epub ahead of print]
19. Nagy I, Pivarcsi A, Kis K, Koreck A, Bodai L, McDowell A et al. Propionibacterium acnes and lipopolysacchride induce the expression of antimicrobial peptides and proinflammatory cytokines/chemokines in human sebocytes. Microbes Infect 2006;8:2195–2205

05 CHAPTER 증상

1. 홍반모세혈관확장형 주사

1) 홍조/일시적 홍반

홍조는 일반적으로 얼굴의 반응성 혈관 변화로 몇 초 또는 몇 분 동안 정상적으로도 나타날 수 있고 생리적으로 다양한 자극, 특히 열, 특정 음식, 알코올, 운동 또는 스트레스가 많은 정서적 자극에 반응하여 발생할 수 있다. 홍조는 몇 시간에서 수 일에 걸쳐 지속 시간이 길어질 수 있으며 지속적인 홍반으로 발전될 수 있다. 주사에서 홍조는 단순한 혈관확장이 아니라 신경염증반응의 결과물로 neuropeptide에 의해 나타난다. 갑작스럽고 통제할 수 없는 변화로 환자에게는 당황스럽고 매우 불쾌하며 온각(warmth), 열감(heat), 화끈거리는(burning) 증상 혹은 통증과 같은 감각 증상이 동반되기도 한다. 홍조는 지속적인 홍반, 구진, 농포 또는 비후와 동반되거나 단일 증상으로 발생할 수 있다. 여성의 경우 폐경기 동안 좀 더 흔하지만 성별, 나이에 의한 발생 빈도의 차이는 없다. 열, 뜨거운 증기(주방, 음료), 적포도주 및 기타 알코올 음료, niacin 또는 국소스테로이드와 같은 약물, 호르몬 변화(폐경)와 같은 인자에 의해 발생할 수 있다.

때로는 전신 증상이 동반되기도 하며, 땀이 나기도 하는데 신경과 비만세포가 병리기전에 관여하는 것을 보여 주는 부분이기도 하다. 특히, 위장관에서 분비된 가

스트린 호르몬 매개체들(gastrin hormonal mediators)로 인해 얼굴 홍조 및 얼굴의 지속적인 혈관 확장과 모세혈관확장증이 초래되기도 한다. 일시적인 홍반(transient erythema)은 5분 이상 지속될 수 있으며, 몇 주 또는 몇개월 지속되기도 하나 3개월을 넘지는 않는다.

2) 지속적 홍반

지속적 홍반은 피부의 세동맥 혹은 모세혈관의 확장으로 인한 관류의 증가로 나타나며 3개월 이상 지속되는 경우를 말한다. 구진이나 농포 주위에도 홍반이 나타날 수 있다. 얼굴의 가운데 부위에 발생하는 지속적 홍반은 주사의 특징적인 소견이며 주로 대칭적으로 나타난다. 홍반은 다양한 악화인자에 의해서 주기적으로 심해질 수 있으며 피부 색조가 어두운 경우(광피부형: Fitzpatrick's skin phototype V, VI) 홍반을 인식하기가 어려울 수도 있다.

3) 모세혈관확장증

모세혈관확장증은 영구적인 혈관확장으로 주사의 주 소견으로 다른 소견들과 함께 나타날 수 있다. 주로 얼굴 가운데에 보이지만 다른 부위에서도 관찰된다. 주사에서 모세혈관확장증은 dermoscopy로 관찰 시 만성적 광선노출 부위에서 보이는 선상의 혈관확장과 달리 확장된 혈관들이 다각형(polygonal vessels)으로 나타난다(사진 1).

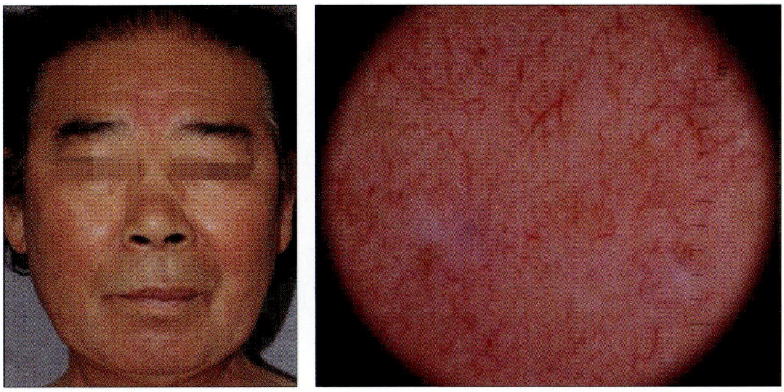

사진 1. 구진 및 농포

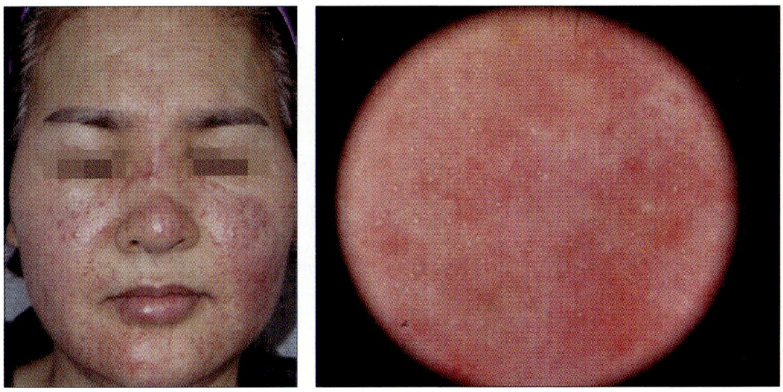

사진 2. 지속적 홍반과 모세혈관확장증

2. 구진농포형 주사

주사에서는 돔모양의 홍반성 구진이 농포의 유무에 관계없이 얼굴 가운데에 대칭적으로 발생하며 여드름과 달리 면포는 발견되지 않는다. 낭종과 결절(rosacea conglobate)로 발전할 수 있으며 부종성 판으로 발전되면 홍반성 루푸스와 감별이 필요할 수도 있다. Dermoscopy로 관찰 시 임상적으로 보이지 않는 농포의 존재도 확인 가능하다(사진 2).

병변은 목, 가슴 및 이마까지 확장될 수 있으며 이마부위 발생은 남성형탈모를 가진 남자에서 주로 발생하며, 자외선과 연관성이 있다. 구진 및 농포는 4-8주 후 흉터없이 자연적으로 호전되나 보통 호전과 악화를 반복한다. 구진 및 농포는 홍반과 홍조와 동반되며 항생제 치료 후에도 홍반과 홍조는 남아 있을 수 있다. 모세혈관확장증, 비후성 변화, 안형 주사와도 구진 및 농포는 동반될 수 있다.

3. 비후형 주사

1) 발생기전

아직까지 만성 염증과 피부 섬유화 또는 피지선증식간의 병태생리학적 연관성은 알려져 있지 않다. 비만세포와 B 세포들은 단백분해효소인 MMPs 분비를 통해 피부의 섬유아세포를 자극하여 피부 섬유화에 중요한 역할을 하고 있다. 이를 만성 염증이 phyma를 발생시키는 하나의 경로로 생각하고 있다.

2) 증상

주사에서 phyma(그리스어로 부종, 덩어리 의미임) 변화가 코, 턱, 이마, 눈꺼풀에서 관찰된다. 이는 지속적이고 단단한 무통성 비오목형성(nonpitting) 부종이며, 주사의 진단적 가치가 있는 주사 특징소견이다. 대부분 코를 침범하기에 비류(rhinophyma)라고 한다. 비류는 한국인에서 주로 남자 40대 이후에 여자에 비해 20배 이상 흔히 발생하지만 드물게 여자에서도 발생한다.

여자의 비류는 남성에 비해 중증으로 악화되는 경우는 드물지만 미용적 측면에서 더 큰 곤란을 호소하는 경우가 있기 때문에 진단과 치료에서 이점을 감안하여 신중하게 접근할 필요성이 있다. 비류 임상적 소견은 일반적으로 비교적 장시간에 걸쳐 서서히 심해지는 특징을 보이며 저절로 호전되지 않으며 치료하지 않을 경우 대체적으로 점진적으로 중증으로 진행한다(사진 3). 처음에는 비익(ala nasi)과 코의 아랫부분에서 확장된 모공(dilated patulous follicles)과 홍반으로 시작하는데 점차 결합조직과 피지선이 증식하여 불규칙적으로 혹과 고랑이 생기고, 울퉁불퉁한 분엽종괴로 커지며 모공이 확장되어 코의 피부표면은 오렌지껍질 모양이 된다. 확장된 모공은 피지와 각질로 막히게 되어 압출한 경우 피지, 각질세포, 세균, Demodex mite 등을 포함한 하얗고 창백한 물질이 나오게 된다. 지속적으로 악화되면 코 전체를 침범하게 되고 심지어 코 주위 볼까지 침

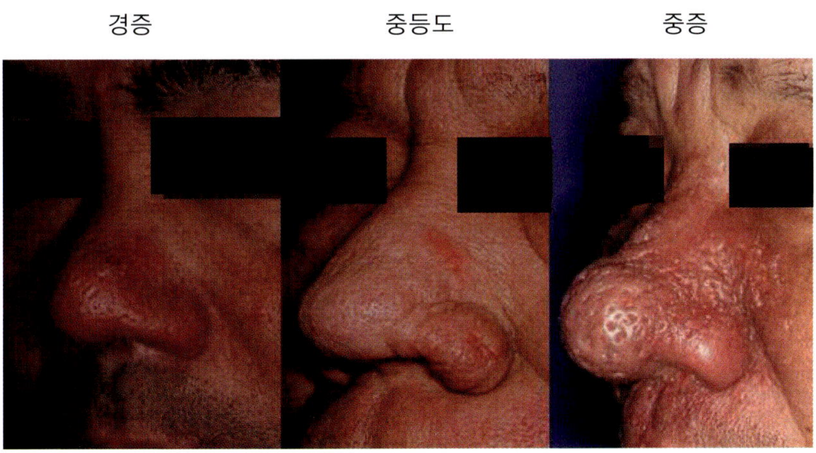

사진 3. 비류

범하기도 한다. 결국 충혈된 비후성 결절이 현저하게 되면 코의 외형이 불균형적으로 심하게 망가지고 기능도 손상된다. 이러한 지속적인 부종과 phyma 변화는 안면 홍반과 흔히 동반되며 때때로 구진, 농포, 모세혈관확장증과 동반되어 발생한다. 턱 중앙부위에 발생한 경우를 gnathophyma, 귓바퀴(helices)의 아래 절반을 침범한 경우를 otophyma, 이마를 침범하는 경우를 metrophyma, 눈꺼풀을 침범한 경우를 blepharophyma 라고 명명한다.

3) 감별진단

비류에서 편평세포암, 기저세포암이 드물게 동반되어 발생한다는 보고가 있다. 하지만 동반 질병과 주사의 유병 기간, 중증도, 다른 특징과의 연관성은 아직 없다. 따라서 동반된 다른 질환이나 종양이 의심되는 경우에는 반드시 피부조직검사를 시행하여 감별하여야 한다. 비류의 감별진단은 기저세포암, 편평세포암, 림프종, 혈관육종, 사르코이드증, 피지선암종이나 피지선증식, 호산구육아종(eosinophilic granuloma) 등이 있다.

4) 치료

비류 치료는 원칙적으로 중증도에 따라 치료한다. 초기 경증인 경우에는 우선 약물요법으로 치료한다. 약물요법에는 국소용 치료제로 metronidazole, azelaic acid, retinoid, BPO가 함유되어 있는 크림이나 겔을 사용하고, 일반적으로 경증이라도 만성 염증을 효과적으로 억제하기 위해 전신요법을 국소용 제제와 함께 치료한다.
전신요법 약물로는 스테로이드, 항생제, isotretinoin을 사용한다. 스테로이드는 반흔 형성의 합병증을 예방하기 위해 단기간 사용한다. 항생제는 주로 minocycline과 doxycycline을 사용하는데 일반적으로 저용량(50 mg/D)으로 항염증 효과가 있다고 여겨지고 있다. Isotretinoin은 피지선 활동을 억제하여 피지분비를 감소시켜 피지선의 부피와 염증을 실질적으로 감소시킨다. 용량은 여드름 치료와 달리 저용량(0.1-0.2 mg/kg)을 사용하는데 효과적이고, 고용량에 비해 부작용이 적다. 비류의 크기는 감소하지만 정상적인 피부로 완전히 회복되기 어렵기 때문에 호전이 만족스럽지 않거나 계속 악화되면 단독 약물요법보다 수술요법을 병용하여 치료한다. 수술요법에는 냉동치료, 전기수술, 박피술, 작은 칼이나 고리를 이용한 완전 또는 부분 절제, CO_2 레이저, Argon 레이저, Er:Yag 레이저, intense pulsed light (IPL) 등이 있다. 수술요법에는 다양한 방법이 있고, 각자 장단점이 있어 치료에는 환자에게 적합한 방법을 선택하여 시행하는 것이 필요하다. 보고된 논문에 의하면 절제와 레이저를 병합하기도 하고, 약물과 절제 또는 레이저를 병합하여 치료하는 사례들이 보고되고 있다. 예로 접선절제는 코 피부표면으로 돌출되어 있는 분엽종괴를 피부표면에 접선(tangential) 방향으로 칼로 절제하는 기법으로 코의 돌출된 종괴 부피를 줄이는 데에 효과적이다. 하지만 윤곽그리기(contouring)에는 정확도가 낮은 단점이 있어 종괴의 큰 부위(bulk)는 우선 절제한 후 윤곽과 지혈에 우수한 CO_2 레이저나 Er:Yag 레이저를 시행하는

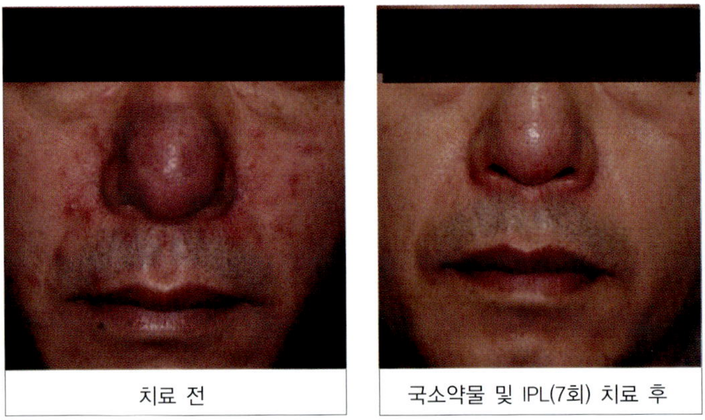

치료 전 | 국소약물 및 IPL(7회) 치료 후

사진 4. IPL 치료

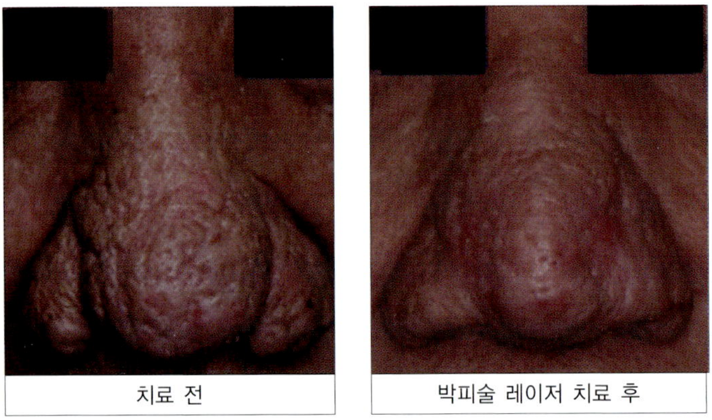

치료 전 | 박피술 레이저 치료 후

사진 5. 외과적 절제 및 CO_2박피술레이저

기법을 병합하는 복합요법을 시행한다. 결국에는 환자의 상태와 중증도에 따라 적합한 복합요법을 선택하고 시행한다. 저자의 경험으로는 중등도의 딸기코종에서 약물요법과 IPL을 복합요법을 반복적으로 시행하면 효과적이었다(사진 4). 또한, 중증의 비류에서 외과적 절제와 CO_2 박피레이저를 복합요법으로 시행하여 비류를 효과적으로 호전시킬 수 있었다(사진 5). 결과적으로 비류 환자를 치료할 때에는 임상적 중증도, 절제 방법, 윤곽 그리기, 출혈, 합병증, 미용 측면 등을 고려하여 적합한 치료법을 선택하여야 한다.

4. 안형 주사

눈 주변의 주사는 눈꺼풀이나 안구 표면에 다양한 정도의 염증을 보이는데 주사 환자 중 50-70% 정도에서 안형 주사가 동반되며 이 중 1/3 환자에서 잠재적으로 심각한 시력의 손상을 유발하는 각막 소견을 보이는 경우도 있다. 또 20% 정도의 환자에서는 안과적인 소견이 피부 소견에 선행하여 나타나기도 하며 안형 주사 환자의 90%에서 피부소견이 매우 경미하여 제대로 진단조차 되지 못한 경우도 많다.

안형 주사의 증상은 눈물, 붉어짐(redness), 이물감, 작열감(burning), 소양감, 눈부심과 시력의 흐려짐(blurred vision) 등이 있다. 각막의 침범 정도에 따라 다양한 정도의 시력의 저하가 나타나기도 한다.

안 증상은 보통 양측성이나 비특이적일 수 있고 눈꺼풀 침범과 관련된 증상이 가장 흔하다. 안검염(blepharitis)과 meibomian선의 이상이 흔히 관찰되고 slit-lamp 검사상에서 눈꺼풀 경계부의 모세혈관 확장, meibomian선 구멍의 후방전이, Meibomian선 입구의 막힘, meibomian선의 확장, 피지과다분비, 속눈썹 주변부의 collarettes 등이 있다. 외다래끼(hordeolum)나 콩다래끼(chalazion), 눈물막 부족(tear film insufficiency) 등의 소견도 자주 발생하는데 이는 meibomian선의 기능부전과 관련 있다.

Meibomian 분비의 증가로 인해 inferior tear meniscus가 비누화(scapy) 되거나 거품 같은(foamy) 양상을 보이기도 하며 tear film에 잔해(debris)가 관찰되기도 한다.

Schirmer test상에서 이상 소견을 보이는 경우는 56-62.5% 정도로 보고되고 있고 대부분의 안형 주사 환자의 tear break-up time이 감소된다고 보고되고 있다. 눈 주변부의 부종도 나타날 수 있으며 시각 장애는 심한 안검의 부종으로부터 기인한다.

결막에는 만성적인 interpalpebral bulbar hyperemia와 papillary reaction이 관찰되며 이러한 interpalpebral space의 충혈의 증가는 주사 결막염의 특징이다. 검열반(pinguecula)과 반흔성 결막염(cicatricial conjunctivitis)과 결막의 섬유화는 안형 주사 환자의 20% 정도에서 관찰되는 소견이며 하안검을 침범한 반흔성 결막염은 주사의 가장 흔한 안구 표면 증상이다. 트라코마(trachoma)와 유사한 상안검을 침범한 반흔성 결막염도 보고된 바 있다. 안검유착(symblepharon)은 안형 주사 환자에서 결막의 수술 치료 후 발생되기도 한다.

각막의 이상은 안형 주사 환자의 33%에서 보고되고 있는데 각막 하부의 1/3에서 표재성 점상 각막염(superficial punctate keratitis)의 형태로 시작한다. 말초혈관신생과 함께 상피하 경계 삼각부에 스페이드 형태의 세포침윤이 관찰되며, 병변이 중앙 부위로 진행하면 기질의 궤양이 나타나고 심해지면 천공이 발생할 수 있다. 그 외 비교적 드문 각막 소견으로는 이차 감염성 각막염, 가성수상돌기모양궤양(pseudodendritic ulcer), 가성원추각막 등이 있다. 홍채염(iritis), 상공막염(episcleritis), 공막염(scleritis), 공막 천공(scleral perforation) 등도 안형 주사의 드문 소견이다.

5. 육아종성 주사

육아종성 주사의 임상양상은 단단하고 황색, 갈색, 붉은색 또는 피부색(flesh-colored) 구진과 결절이 눈, 코, 입 부위의 상대적으로 정상적으로 보이는 피부에서 관찰되며, 특징적인 구진이 턱 아래의 얼굴과 목의 측면 부위에 나타난다. 다른 형태의 주사에서 흔히 관찰되는 홍조, 홍반, 모세혈관 확장 등의 소견이 동반될 수 있으나 진단에 필수적이지는 않다. 주사와 동반된 육아종성 주사 환자에서 작열감, 통증, 소양감 및 안면 부종 등의 소견이 나타나며 육아종성 주사 환자의 15% 정도에서 얼굴 외에 귀, 목, 겨드랑이, 어깨, 사타구니, 허벅지, 무릎 등의 부위에도 병변이 나타난다고 보고된 바 있다.

대부분의 육아종성 주사 환자들은 만성적인 경과를 보이며 치료에도 잘 반응하지 않고 경과를 예측하기도 어렵고 문헌상 4개월에서 6년 사이의 경과를 보이는 것으로 보고되고 있다. 감별 질환으로 입주위피부염, 소아육아종성입주위피부염, 안면파종좁쌀루푸스(lupus miliaris disseminatus faciei, LMDF), FACE (facial afro-carribean eruption), 피부 결핵 등이 있다[표 6]. 입주위피부염은 구진농포성질환으로 임상 및 조직학적으로는 육아종성 주사와 비슷한 소견을 보이나 특징적으로 홍순(vermilion border)을 침범하지 않으며 조직 소견상 육아종성 소견이 덜 심하며 치료에 잘 반응하고 임상 경과도 짧은 경향이 있다.

소아육아종성입주위피부염은 입 주변에 구진, 농포 및 홍반이 관찰되며 육아종성 주사의 아형으로 간주된다. LMDF는 비교적 드문 만성 피부 질환으로 얼굴 전반에 대칭적으로 나타나며 조직 소견상 건락성 육아종이 관찰되

표 6. 육아종성 주사와 감별이 필요한 질환 및 특성

Neuropeptide	발병 연령대	임상 특징	조직 소견
육아종성 주사	젊은 성인	입 주변, 얼굴 이외 병변 발생 가능	Noncaseating epithelioid granulomas with mixed infiltrate
입주위피부염	소아, 젊은 여성	입 주변 홍반, 구진, 농포	Perifollicularlymphocytic and perivascular infiltration
소아육아종성 입주위피부염	사춘기 전	입 주변, 얼굴 이외 병변 발생 가능	Perifollicular granulomatous
LMDF	청소년 및 성인	얼굴을 가로지르며 대칭적 발생	Perifollicular caseating granulomatous lymphohistiocytic infiltration with occasional neutrophils
유육종증	모든 연령	얼굴에 비염증성 구진, 결절 발생 전신 증상 동반 가능	Naked, noncaseating granulomatous infiltration
피부 결핵	모든 연령	전신증상, 발열, 체중감소, 호흡기 증상	Caseating granuloma

고 흉터를 남기며 호전된다. 유육종증도 안면부에 육아종성 구진의 형태로 나타날 수 있지만 특징적으로 육아종, 피로감, 발열, 체중 감소, 호흡기 증상 등의 피부 이외 증상이 동반되며 조직학적 소견에서도 육아종을 이루는 염증 세포의 구성이 덜 복합적인(less mixed) 특성을 보인다. 피부 이외의 다른 장기의 이상이 동반되는 경우는 흔하지 않으나 안형 주사가 동반되는 경우가 보고된 바 있다. 전신적인 증세를 보이는 경우 유육종증 등의 다른 질환을 반드시 감별해야 한다.

6. 응괴 주사

아주 드물게 발생하는 주사의 아형으로 비교적 큰 결절이나 판의 형태의 병변이 급성으로 발생하며 응괴여드름과 유사한 임상 양상을 보인다. 병변은 얼굴에만 국한되어 발생하며 발생의 기전은 명확하지 않다. 문헌상 전격 주사, pyoderma faciale 등의 용어와 혼용하여 사용되고 있다.

7. 전격 주사

전격 주사는 드물게 관찰되는 주사 아형 중 가장 심한 형태의 주사이다. 얼굴에 갑작스럽게 발생하는 서로 융합되는 양상의 다수의 큰 농포, 결절의 양상으로 나타나며 산재된 홍반이나 부종이 동반되며 얼굴의 중앙 부위나, 이마, 턱 부위를 주로 침범한다. 얼굴 이외의 다른 부위에 발생하거나 전신 증세가 동반되는 경우는 거의 없으며, 발열이나 체중 감소가 보고되기도 하나 일반적으로 전신 신체 건강상태에 대한 영향은 없는 것으로 알려져 있다.

남성보다는 여성에서 더 호발하며 주로 20-40세 연령에서 관찰된다. 임신이나 폐경과 같은 호르몬의 변화, 정서적인 스트레스, 약물 등에 의해서도 유발되며 이는 홍반모세혈관확장형 주사와 유사하게 신경혈관의 조절 이상이 병인과 관련 있을 것으로 생각된다. 피부과적 병력상 여드름이나 주사의 병력이 있는 환자가 60% 이상에서 보고되나, 여드름과 전격 주사 발생의 관련에 대해서는 명확하지 않다. 남성에서 발병의 평균 연령대가 더 높은 양상을 보였는데 이는 일반적으로 주사가 여성보다는 남성에서 발생하는 연령이 더 높은 것과 일치한다.

8. 할로겐 주사

1) 원인

요오드(iodine)나 브롬(bromide)의 섭취는 주사와 유사한 피부 병변을 유발하거나 기존의 주사를 악화시킬 수 있다.

2) 증상

임상 증상은 특징적으로 여드름 발진 혹은 응괴 주사와 유사하게 나타나지만, 다양한 증상을 보이는 경우도 있다. 홍반성 농포, 증식 결절을 보일 수 있고, 심한 경우에는 큰 염증성 결절, 크고 작은 수포, 삼출성 판, 궤양, 지방층염 등의 증상이 단독 또는 복합적으로 발생할 수 있다. 일반적으로 면포가 없는 여드름성 발진이 얼굴에 분포하며 체간에는 거의 나타나지 않는 양상이 전형적으로 할로겐 주사에 가까운 소견이다. 할로겐 노출은 진단용 방사선 조영제나 브롬을 함유한 약물을 통해 이루어질 수 있으며, 이러한 약물에는 소아 난치성 간질 치료제인 potassium bromide, 기침과 불수의적 감정표현장애(involuntary emotional expression disorder) 치료제인 dextromethorphan hydrobromide, 갑상선 약제 등이 있다. 그 외 생활 속에서도 감귤류 과일 맛의 음료수(콜라), 해산물을 포함한 음식, 수영장 소독제, 국소 소독제, 웨이브 펌 약제, 그리고 종종 잠재적인 노출원으로 여겨지지 않는 비타민제 등에 의해 할로겐에 노출될 수 있다. 할로겐 주사를 야기하는 할로겐의 양은 경우에 따라 다양하다.

3) 치료 및 예후

원인 물질의 노출을 중단하면, 대부분 4~6주 안에 병변이 호전된다. 흉터와 염증 후 과색소침착이 남을 수 있다.

9. 스테로이드 주사

1) 원인

스테로이드 주사는 장기간 부적절하게 국소 스테로이드제를 안면에 도포하였을 때 주사와 유사한 증상이 발생하거나 또는 기존에 주사가 있던 환자의 증상이 악화되어 발생한다. 기존의 연구들에서는 주사가 관찰되는 환자에서 국소 스테로이드를 사용한 경험이 2주 혹은 1개월 이상 있으면 스테로이드 주사로 진단하였다.

2) 증상

대부분 환자들은 지루피부염 등의 피부 질환을 치료하기 위해 국소 스테로이드를 도포하며, 처음에는 호전되는 것으로 보이나 몇 개월 동안 지속적으로 도포하면서 표피 위축 및 진피 구조와 콜라겐 손상이 시작되어 결과적으로는 주사와 감염에 취약한 피부가 된다. 이는 반동성 혈관 확장(rebound vasodilatation)과 전염증성 cytokine 분비를 포함하는 여러 경로를 통해 발현되는 것으로 생각된다. 임상 증상은 전형적인 주사와 비슷한 병변이 주로 얼굴 중심부, 입 주위, 눈 주위에 호발하는데, 특징적으로 모세혈관확장이 동반된다 (사진 6). 지속적 홍반, 각질성 반, 구진과 농포, 염증성 결절, 이차 면포도 보일 수 있는데, 이러한 증상은 전형적으로 국소 스테로이드제에 만성적으로 노출된 부위에 제한적으로 발생한다. 환자들은 때로 심한 불편감과 따끔거림 등의 통증 감각을 호소하기도 한다.

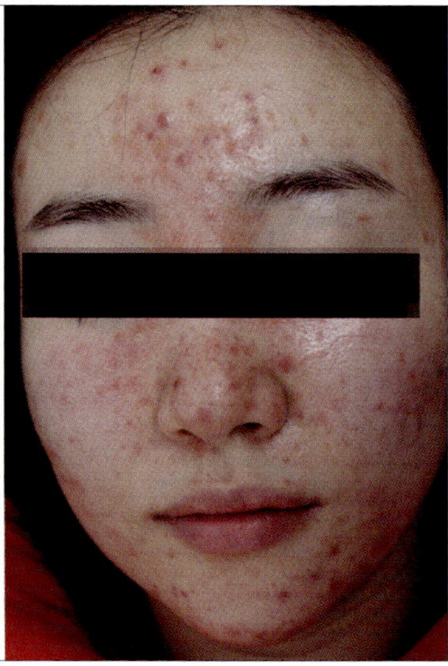

사진 6. 스테로이드 주사

3) 치료 및 예후

스테로이드 주사의 증상을 치료하지 않으면, 피부 위축과 모세혈관확장이 영구적으로 남을 수 있다. 가장 중요한 치료는 사용하던 모든 종류의 국소 스테로이드를 중단하는 것인데, 이때 국소 스테로이드의 도포 중단이 일시적으로 증상을 악화시킬 수 있음을 환자에게 주지시켜야 한다. 가장 효과가 좋은 치료는 경구 항생제로, 지용성 tetracycline계 항생제인 doxycycline이나 minocycline이 일차로 선호되며 하루 100~200 mg 용량을 3~4개월 투여한다. 드물게 더 장기간의 경구 약물 치료가 필요한 경우도 있다. Tetracycline계 항생제를 충분히 복용했음에도 치료효과가 없는 경우, 저용량 isotretinoin 투여를 시도해 볼 수 있다. 국소 도포제로는 erythromycin, metronidazole이 흔히 쓰이는데, 최근 국소 칼시뉴린 억제제(calcineurin inhibitor)가 스테로이드 주사의 증상 치료에 좋은 효과를 보인다고 보고되어 치료에 시도되기도 한다.

10. 그람음성 주사

1) 정의

그람음성 주사는 코 점막과 주변 피부에 있는 그람양성균이 그람음성균, 특히 Enterobacteriaceae로 대체되어 발생하는 질환으로, 여드름 혹은 주사를 치료하기 위해 장기간 국소 또는 전신 항생제를 사용하고 있는 환자에서 주로 발생한다. 기존에 있었던 여드름이나 주사 병변이 농포 혹은 결절 양상을 보이며 갑자기 악화되며, 치료에 불응할 때 그람음성 주사를 의심해 볼 수 있다.

2) 원인

Tetracycline을 비롯한 광범위 항생제를 장기간 사용했을 때, 그람양성 상재균이 억제되고 그람음성균이 집락을 형성하여 증상이 발생한다.

3) 증상 및 분류

두 가지 type의 그람음성 주사가 있다. Type 1의 경우, 전체 그람음성 주사의 80~90%를 차지하며, 코 주변으로 3-6 mm 직경의 구진과 농포성 구진이 발생한다(사진 7). 반면에, type 2는 응괴성여드름과 비슷한 양상의 깊은 결절의 형태를 보인다. Type 1에서는 배양검사에서 *Escherischia coli*, *Pseudomonas aeruginosa*, *Serratia marescens* 및 *Klebsiella* 등의 균주가 관찰되는 경우가 흔한 반면, type 2에서는 *Proteus mirabillis*가 주로 관찰된다. 임상 증상만으로 그람음성 주사를 전형적인 주사 병변과 감별하기는 어려우나, 치료가 다

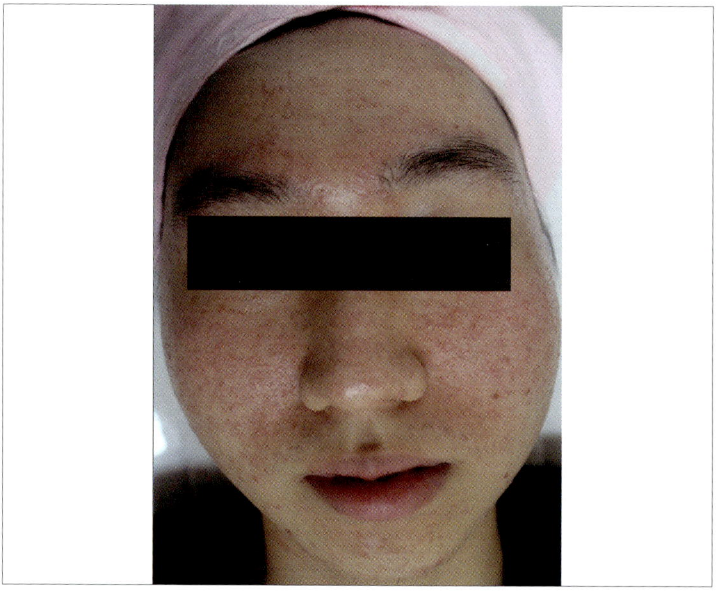

사진 7. 그람음성 주사

르기 때문에이를 구분하는 것은 매우 중요하며 이를 위해 면밀한 병력 청취 등이 필수적이다.

4) 치료

그람음성 주사의 치료에서 가장 중요한 것은 현재 사용하고 있는 항생제를 중단하는 것이다. 가장 효과적인 약제는 경구 isotretinoin으로, 병변을 호전시킬 뿐 아니라 피부와 점막을 건조하게 하여 그람음성균의 증식을 억제하고 모낭을 좁게 만들어 집락을 줄인다. Isotretinoin은 2 mg/kg 이상의 고용량 치료가 더 나은 치료 효과를 보이지 못하기 때문에, 4~5개월간 하루 0.5-1 mg/kg의 용량으로 사용하게 된다. Isotretinoin을 사용하지 못하는 경우에는 ampicillin이나 trimethoprim-sulfamethoxazole로 대체할 수 있지만, 치료 반응이 느리며 재발이 흔하다. Isotretinoin으로 치료 후에도 재발하는 환자의 피부에서 그람음성균이 여전히 분리되는 경우, isotretinoin과 함께 경구 항생제를 함께 사용해 볼 수 있는데, 이때 주로 쓰이는 항생제는 cephalosporin이다.

11. Morbihan병

1) 정의

Morbihan병은 얼굴의 중앙 부위에 비오목형성 부종이 발생하여 만성적으로 지속되는 주사의 드문 아형으로 1957년 Degos에 의하여 처음으로 기술되었다.

2) 원인

Morbihan병의 원인은 아직 명확하게 밝혀지지 않고 있으며, 주사의 다른 피부 증상 없이 발생하기도 하여 현재까지 주사와의 연관성도 불명확한 상태이다. 만성 염증 반응에 의해 진피혈관 주위 교원섬유, 탄력섬유 변성과 주변부 기질의 섬유화로 림프관이 폐쇄되어 림프 부종이 발생한다는 가설과 병변부에 침윤된 비만세포가 진피와 혈관주위의 섬유화를 유도하여 발생한다는 가설이 있다.

3) 증상

Morbihan병에서의 안면 부종은 얼굴의 중앙부위, 특히 이마, 눈꺼풀, 볼과 코, 턱에 주로 발생하며, 미간까지 침범하기도 한다. 발병 초기에 발생한 부종은 지속적이지 않을 수 있지만, 점차 지속적이고 만성화되는 경향을 보이고 홍반도 동반되어 나타난다(사진 8). 특히,

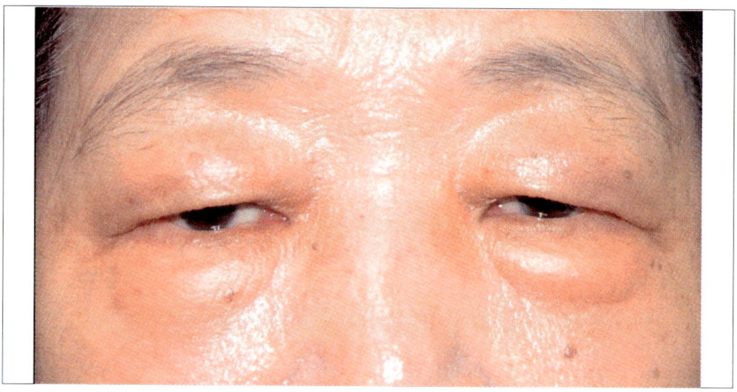

사진 8. Morbihan병

눈꺼풀 부종이 지속되면 이로 인해 시야가 좁아져 불편감을 야기하게 되어 환자가 악화되었음을 인지하게 된다. 드물게 가려움을 호소하기도 하지만, 전신 증상은 보고된 바 없다. 안면부에 주사에서 흔하게 관찰되는 모세혈관확장 및 구진과 농포 등 피부병변이 동반되기도 하지만 주사를 시사하는 다른 증상 없이 발생하기도 하므로 진단이 어려운 경우도 있다.

4) 감별진단

Morbihan병과 임상적으로 감별해야 하는 질환에는 반복적인 눈꺼풀의 부종을 보이는 맥관부종, 곤충교상, 접촉피부염, 반복적인 세균 감염 등이 있으며, 림프종, 상대정맥증후군, 피부근염, 갑상선기능저하증, 아밀로이드증, 원반모양홍반루푸스 등도 지속적인 눈꺼풀의 부종을 보일 수 있으므로 감별이 필요하다.

5) 치료 및 예후

Morbihan병에서 보이는 특징적인 비오목형성 부종은 만성화되는 경향을 보이며, 호전과 악화를 반복한다. 치료는 어려우며 표준화된 치료는 아직 없고, 대부분 치료에 반응을 보이지 않고 지속되는 경과를 보인다. 경구 isotretinoin, dapsone, hydroxychloroquine, minocycline, doxycycline과 prednisolone의 병합요법 등에 호전을 보인 증례가 보고된 바 있으며, 수술적 절제 또한 시도되고 있다.

참고문헌

1. Steinhoff M, Buddenkotte. Rosacea. In: Kang S, Amagai M, Bruckner AL, Enk AH, Margolis DJ, McMichael AJ. Orringer JS. Fitzpatrick's Dermatology. 9th ed. New York: McGraw-Hill, 2019:1419-1447
2. Kim NH, Yun SJ, Lee JB. Clinical features of Korean patients with rhinophyma. J Dermatol 2017;44:710-712
3. Schmidt JB, Gebhart W, Raff M, Spona J. 13-cis-retinoic acid in rosacea. Clinical and laboratory findings. Acta Derma Venereol 1984:64:15-21
4. Hofmann MA, Lehmann P. Physical modalities for the treatment of rosacea. J Dtsch Dermatol 2016;14(suppl 6):38-43
5. Sadick H, Goepel B, Bershc C, Goessler U, Hoermann K, Riedel F. Rhinophyma: Diagnosis and treatment options for a disfiguring tumor of the nose. Ann Plast Surg 2008;61:114-120
6. James WD, Berger TG, Elston DMD. Andrews' diseases of the skin. 11th ed. Philadelphia: Elsevier Saunders, 2011:329-333
7. Ana CV, Mark JM. Ocular rosacea: common and commonly missed. J Am Acad Dermatol 2013;69:s36-41
8. Grace LL, Matthew JZ. Granulomatous rosacea and periorificial dermatitis: Controversies and review of management and treatment. Dermatol Clin 2015;33:447-455
9. Rabina K.W, Alyson AE, Kanade S. Diagnosis and treatment of rosacea fulminance: A comprehensive review. Am J Clin Dermatol 2018;19:79-86
10. Bhat YJ, Manzoor S, Qayoom S. Steroid-induced rosacea: a clinical study of 200 patients. Indian J Dermatol 2011;56:30-32.
11. Rathi SK, Kumrah L. Topical corticosteroid-induced rosacea-like dermatitis: a clinical study of 110 cases. Indian J Dermatol Venereol Leprol 2011;77:42-46
12. Kim SY, Lee SD, Kim HO, Park YM. A survey of the awareness, knowledge, and behavior of topical steroid use in dermatologic outpatients of the university hospital. Korean J Dermatol 2008;46:473-479
13. Yasmeen JB, Sheikh M, Seema Q. Steroid-induced rosacea: A clinical study of 200 patients. Indian J Dermatol. 2011;56:30-32
14. Boni R , Nehrhoff B. Treatment of gram-negative folliculitis in patients with acne. Am J Clin Dermatol. 2003;4(4):273-276
15. Livani F, Kabir S. Gram-negative folliculitis caused by Morganella morganii. JAAD Case Rep. 2019;12;5(6):558-559
16. Veraldi S, Persico MC, Francia C. Morbihan syndrome. Indian Dermatol Online J. 2013;4(2):122-124
17. Fujimono N, Mitsura M, Tanaka T. Successful treatment of Morbihan disease with long-term minocycline and its association with mast cell infiltration. Acta Derm Venerelo. 2015;95(3):368-369

18. Runu H, Lee J, Hee TH. Therapeutic hotline: successful treatment of Morbihan's disease with oral prednisolone and doxycycline. Dermatol Ther. 23(6):682-685
19. Nagy I, Pivarcsi A, Kis K, Koreck A, Bodai L, McDowell A et al. Propionibacterium acnes and lipopolysacchride induce the expression of antimic robial peptides and proinflammatory cytokines/chemokines in human sebocytes. Microbes Infect 2006;8:2195-2205

06 CHAPTER

병리조직

주사는 표피, 진피에 걸쳐 염증반응이 되풀이 되는 질환이므로 조직검사 소견도 표피, 진피의 기질층과 진피의 모낭주위의 염증이 발생하는 질환이다. 주사의 조직검사를 다룬 논문은 그리 많지 않으나 저자 등이 226명의 주사 환자에서 시행한 조직검사 소견을 간략히 정리해 보면 표피는 이상각화증, 과각화증, 극세포증, 백혈구표피이동과 해면화를 보일 수 있으며, 진피는 혈관주위 염증세포 침윤, 간질의 부종이나 간질의 이완, 모낭의 염증을 보일 수 있다. 조직검사에서 보이는 염증반응의 정도는 임상적으로 보이는 염증의 정도를 어느 정도 반영한다고 생각할 수 있다.

임상 양상이 홍조(flushing)만 있고 피부의 거칠음이나 건조함 등 피부장벽의 손상이 거의 없는 환자에서 조직검사를 시행하면 표피의 변화는 많지 않고 혈관확장과 다소의 혈관주위 염증만을 보인다(사진 9). 증상이 진행하면서 피부가

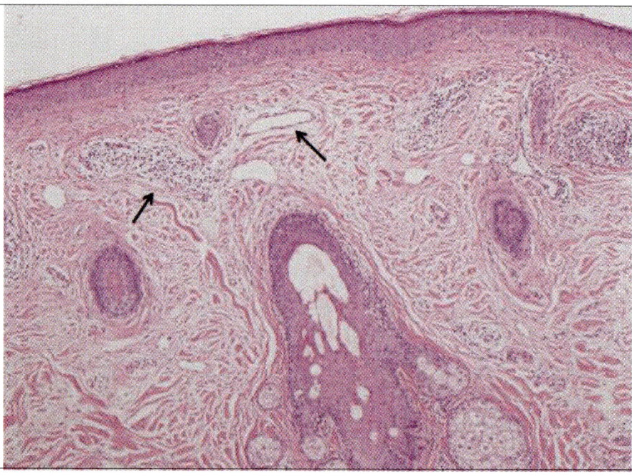

사진 9. 홍조의 조직검사 소견: 혈관확장과 약간의 혈관주위 염증세포 침착

예민해져 화장품을 사용하면 따갑고 건조하고 화끈거리는 피부 증상을 호소하는 피부장벽의 손상이 뚜렷한 홍반성 병변에서 조직검사를 시행하면 표피의 변화가 나타나며 이런 경우 표피의 변화는 다양하게 보일 수 있다. 즉, 표피의 과각화증, 이상각화증, 극세포증, 해면화와 림프구의 표피내유출 등이 관찰된다. 이 시기의 진피의 변화는 혈관확장, 혈관주위 염증세포침윤, 진피의 광손상, 진피의 부종 등과 같은 모낭간(interfollicular) 염증을 기본으로 한다. 호산구의 침윤도 드물지 않으므로 조직검사에서 표피의 해면화와 진피 혈관 주위 호산구가 관찰된다고 접촉피부염으로 진단할 필요는 없다. 일부 논문에서는 발생기전으로 비만세포의 역할을 중시하고 조직검사에서 비만세포 수의 증가를 주장하기도 하나 저자들의 연구에서는 비만세포의 증가를 관찰하지 못하였다. 이 시기 조직검사 소견 중 흥미로운 것은 일부 환자에서는 임상적으로 아직 구진을 동반하지 않는 홍반성 병변에서 조직검사를 시행하였음에도 모낭의 염증을 보일 수 있다는 점이다(사진 10). 즉, 주사는 초기에는 모

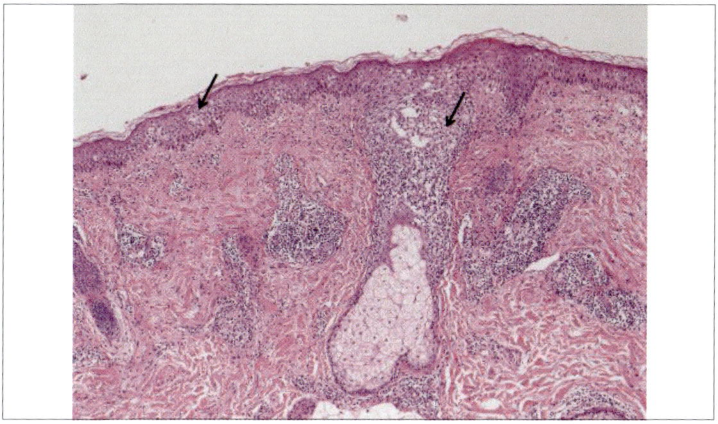

사진 10. 홍반의 조직검사 소견: 표피의 해면화를 보이며 임상적으로 구진이 나타나지 않았음에도 이미 모낭의 해면화, 모낭표피에 염증세포 침윤을 보이는 증례도 있음

낭간 표피, 모낭간 진피의 예민함과 염증을 기본으로 홍반으로 시작하지만 병이 진행할수록 모낭의 예민함도 증가하게 된다. 모낭의 염증 정도가 약하면 아직 임상적으로는 구진 형성으로 발현되지 못하지만 모낭의 염증이 어느 정도 이상이 되면 임상적으로도 구진, 농포가 발생한다고 추정해 볼 수 있다. 구진이나 농포 병변의 조직검사 소견은 모낭표피의 해면화와 모낭표피, 모낭내부, 모낭주위의 염증세포 침윤, 모낭주위의 육아종 형성이나 모낭의 파열 등의 소견을 보이며 염증 정도는 임상적인 염증의 정도와 비례한다(사진 11). 침윤되는 염증세포는 호중구, 림프구, 조직구가 주요 세포이므로 여드름을 포함한 다른 종류의 모낭염과 감별이 어렵다. 다만 모낭주위육아종을 보이는 경우는 구진농포형 주사에 상당히 특징적인 소견이다. 모낭주위육아종을 구성하는 세포가 조직구 단독으로 존재하지 않고 림프구나 호중구 등 다른 종류의 염증세포의 동반이 보인다는 점에서 유육종증(sarcoidosis)과는 감별된다. 구진이나 농포의 경우도 모낭에만 염증이 국한되어 있는 것이 아니

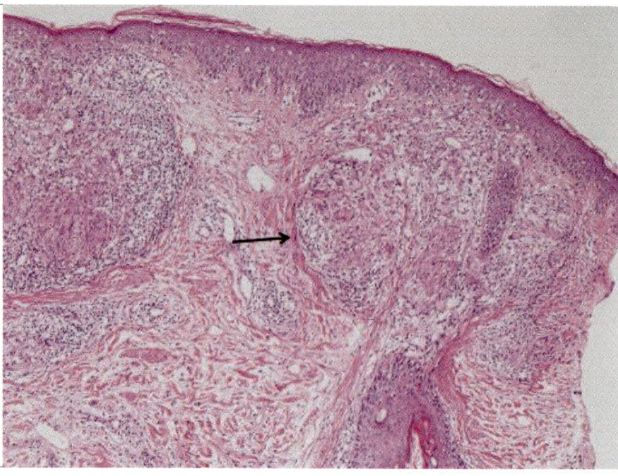

사진 11. 구진의 조직검사 소견: 모낭 주위에 염증 소견을 보이는데 조직구의 침윤으로 인해 모낭주위육아종 소견을 보임

고 표피와 모낭간 진피에도 염증이 동반된다(사진 12). 안면파종좁쌀루푸스는 구진농포형 주사의 조직소견과 유사한 모낭염, 모낭주위염의 소견을 보이나 염증의 중심부에 건락괴사를 보인다는 점으로 감별할 수 있다.

모낭염의 발생기전은 면포유발(comedogenicity)과 여드름유발(acnegenicity)의 두 가지로 나눌 수 있다. 면포유발의 경우 폐쇄면포(closed comedon) 형성을 시작으로 개방면포(open comedon), 구진, 농포로 진행하는 과정으로 폐쇄면포에서 염증성 구진, 농포로 진행하는데 수 일이 소요된다.

하지만 여드름유발의 경우 외부 자극에 노출 후 수분, 수시간 만에 빠르게 폐쇄면포, 개방면포의 전구증상이 없이 구진, 농포가 발생하는 기전으로 주사의 구진, 농포 발생이 이 기전에 기인한다. 즉 피부가 매우 예민한 주사 환자가 자외선이나 화장품 등 외부 자극에 노출되면 모낭이 자극을받아 모낭에 염증이 생기고 이것이 임상적으로는 구진이나 농포로 발현되는 것이다. 따라서 주사 환자들의 구

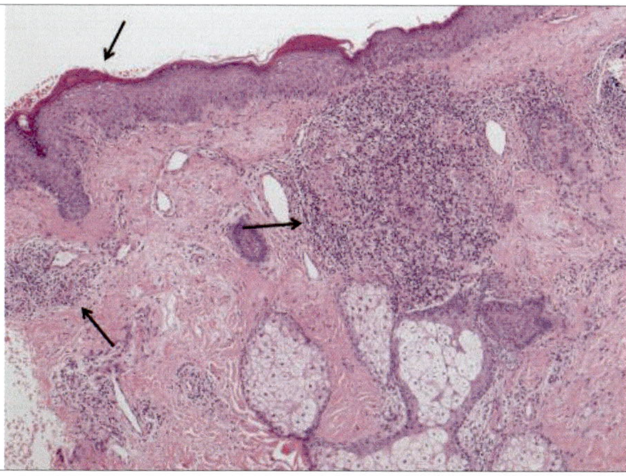

사진 12. 구진의 조직검사 소견: 진피의 모낭 주위의 염증뿐만 아니라 각질층의 혈청, 염증세포 침윤과 진피층의 혈관주위 염증을 보임

진 발현은 외부 자극 후 수 시간 이내에 소양감과 따가움 등의 자극 증상을 동반하며 발현된다. 주사의 모낭 염증의 발생기전으로 *Demodex*가 차지하는 역할은 미약하리라 생각된다.

*Demodex*가 병인으로 기여할 것이라고 생각되는 주사 유형은 피부가 기름지고 피부장벽의 손상이 없는 glandular 유형의 주사 환자에서 가능할 수 있으며 이러한 유형은 모낭충증(demodicidosis)과 임상적으로 공통되는 면이 있어 진단상 중첩이 있을 수 있다. 피부가 건조하고 예민하고 붉은 전형적인 유형의 주사 환자의 경우는 *Demodex*가 큰 역할을 할 것이라 생각되지 않는다.

결론적으로 주사는 표피, 진피, 모낭의 염증이 초기에는 원인 미상으로 발병하고 발병 후에는 염증이 스스로 반복될 뿐 아니라 외부의 미세한 자극에 의해서도 유발, 악화되는 질환으로 이러한 임상적인 특징이 조직검사에서도 반영되는 질환이라고 생각된다.

참고문헌

1. Lee WJ, Jung JM, Lee YJ, Won CH, Chang SE, Choi JH et al. Histopathological analysis of 226 patients with rosacea according to rosacea subtype and severity. Am J Dermatopathol 2016;38:347-352
2. Cribier B. Rosacea under the microscope: characteristic histological findings. J Eur Acad Dermatol Venereol 2013;27:1336-1343
3. Muto Y, Wang Z, Vanderberghe M, Two A, Gallo RL, Di Nardo A. Mast cells are key mediators of cathelicidin-initiated skin inflammation in rosacea. J Invest Dermatol 2014;134:2728-2736

07 CHAPTER 진단

1. 주사의 진단 및 분류 체계

주사의 진단은 환자의 임상 증상과 병력(연령, 성별, 유발 요인, 호르몬 변화, 직업, 취미, *Demodex* 감염, 운동, 열 노출, 한랭 노출, 음주 및 식습관 등)을 토대로 이루어지며 주사를 진단하기 위한 특별한 진단 표지자나 검사실 소견은 없다. 그러나 다른 피부 질환 및 전신 질환을 감별하기 위하여 혈액학적 검사 등을 시행할 수 있으며 조직검사는 다른 감별 진단을 배제하는 데 도움이 될 수 있다.
현재 주사의 진단 및 분류 체계는 두 가지가 존재한다. 2002년 처음 도입된 진단 및 분류 체계와 2016-2017년도에 새롭게 도입된 개정된 체계가 있다.

1) 2002년 진단 기준 및 분류 체계

National Rosacea Society 전문위원회에 의하여 2002년 처음 제시된 이 표준 분류 체계는 주사의 증상을 일차적 증상과 이차적 증상으로 나누고 4가지의 임상형으로 분류한다.

(1) 일차적 증상

다음과 같은 일차적 증상이 한 가지 이상 얼굴의 가운데 부위에 나타나면 주사를 진단할 수 있다.

① 홍조 및 일시적인 홍반

② 지속적인 홍반

③ 구진 및 농포

④ 모세혈관확장

(2) 이차적 동반 가능한 증상

다음과 같은 이차적 증상이 한 가지 이상 존재할 수 있다. 주로 일차적 증상과 동반되어 나타나지만 독립적으로 존재할 수도 있다.

① 화끈거림과 따가움

② 판상 병변 - 융기된 붉은 판 형성

③ 건조함

④ 피부 부종

⑤ 눈의 불편함

⑥ 얼굴 외 부위 침범

⑦ 비후성 변화(phymatous change)

(3) 주사의 임상형 분류

주사의 다양한 임상 증상을 4가지의 가장 흔한 대표적인 임상형으로 분류하였다. 임상형은 각각 독립적으로 존재하기도 하지만 중첩되어 관찰될 수 있으며 또한 한 임상형에서 다른 임상형으로 진행될 수도 있다.

① 홍반모세혈관확장형(erythematotelangiectatic type)

② 구진농포형(papulopustular type)

③ 비후형(phymatous type)

④ 안형(ocular type)

이런 첫번째 진단 및 분류 체계는 연구 수행, 결과 분석 및 여러 출처의 데이터 비교에 표준 기준으로 적용되고, 실제 임상 진료에도 도움을 주어 유용하였지만 여러 가지 문제점이 존재하였다. 우선 일차적 증상이 한가지 이상 얼굴의 가운데 부위에 나타나면 주사를 진단할 수 있어, 진단이 불확실한 경우가 많았다. 또한 홍반과 모세혈관확장은 이 두 가지 증상이 다른 병태 생리학에 기초한 증상임에도 불구하고 이를 하나의 임상형으로 분류함으로써 병태 생리학에 기초한 질병의 이해를 방해하고 있다. 뿐만 아니라 많은 환자들이 두 가지 이상의 임상형이 중첩되어 있어 명확한 분류가 힘들 때가 많다. 이를 보완하기 위하여 National Rosacea Society 전문위원회는 2016-2017년 새로운 표준 진단 및 분류 체계를 제시하였다.

2) 2016-2017년 진단 기준 및 분류 체계

National Rosacea Society 전문위원회에 의하여 2016-2017년 새롭게 제시된 이 표준 분류 체계는 주사에서 나타날 수 있는 각각의 증상에 중점을 두고 이를 표현형(phenotype)으로 정의한다. 여기서의 표현형이란 유전적, 환경적 영향을 받아 초래된 관찰 가능한 임상 증상들을 의미한다. 이런 표현형을 진단적 가치에 따라 진단적 표현형(diagnostic phenotype), 주 표현형(major phenotype), 이차 표현형(secondary phenotype)으로 분류하고 적어도 한 가지 이상의 진단적 표현형이 존재하거나 또는 두 가지 이상의 주 표현형이 존재할 때 주사로 진단할 수 있다[표 7]. 진단적 표현형과 주 표현형이 얼굴의 중심부에 분포하는 것이 주사 진단에 필수적이며, 양측성 분포는 전형적인 소

표 7. 주사의 표현형의 중증도를 평가하기 위한 다양한 척도들

진단적 표현형	주 표현형**	이차 표현형
주기적으로 악화되는 특징적인 양상의 고정성 안면 중심부 홍반	홍조 구진과 농포 모세혈관확장	작열감 따가움 부종
비후성 변화	눈의 증상 - 눈꺼풀 경계부위의 모세혈관확장 - 안검사이 결막 충혈 - 각막 내 삽모양의 침윤 - 공막염 및 공막각막염	건조증상 눈의 증상 - 눈썹 아래 꿀 가피와 원통형의 잔고리 축적 - Meibomian선 기능이상 - 불규칙한 눈꺼풀 경계 - 눈물 마름 증상

*적어도 한 가지 이상의 진단적 표현형 존재 시 진단 가능
**진단적 표현형이 없는 경우 적어도 두 가지 이상의 주 표현형 존재 시 진단 가능

견이긴 하지만 진단에 필수적인 것은 아니다.

(1) 진단적 표현형

다음과 같은 진단적 표현형이 적어도 한 개 이상 존재하면 주사를 진단할 수 있다.

① 주기적으로 악화되는 특징적인 양상의 고정성 안면 중심부 홍반(Fixed centrofacial erythema in acharacteristic pattern that may periodically intensify) 얼굴에 나타나는 지속적인 홍반은 주사의 가장 흔한 증상이다. 그러나 어두운 피부에서는 홍반을 관찰하기 어려울 수 있다.

② 비후성 변화(Phymatous changes)
모공의 확장, 피부 두께 증가 및 섬유화, 피지선의 증식 및 코가 울퉁불퉁하게 커지는 변화가

관찰될 수 있다. 비류가 가장 흔한 형태이며, 그 외에 다 부위에도 비후성 변화가 나타날 있다.

(2) 주 표현형

다음과 같은 주 표현형이 주로 진단적 표현형과 동반되어 나타나며 독립적으로도 존재할 수 있다. 진단적 표현형이 없는 경우 적어도 두 가지 이상의 주 표현형이 존재하는 것이 진단적 가치가 있다.

① 구진과 농포: 구진과 농포가 얼굴의 중앙 부위에 나타나는 것이 전형적이며 결절을 동반할 수 있고 면포는 없어야 한다. 여드름과 동반되어 나타나는 주사의 경우 여드름 병변에서 면포가 관찰될 수는 있다.

② 홍조: 자주, 오래 지속되는 얼굴 중심부의 홍조가 흔한 증상이다. 이런 안면홍조는 진료를 보는 동안 관찰할 수 없는 경우가 많으므로 세심한 병력 청취가 이루어져야 한다.

③ 모세혈관확장: 얼굴 중심부위의 모세혈관확장 또한 흔하게 관찰되는 증상이다. 스테로이드의 사용이나 일광 손상에 의한 혈관확장의 가능성이 배제되어야 하며 코 바로 옆의 모세혈관확장은 대부분의 성인에서 관찰되므로 진단 기서 제외되어야 한다. 어두운 피부에서는 모세혈관확장을 확인하기 어려울 수 있어 이런 경우 dermoscopy를 이용하는 것이 도움이 된다.

④ 눈의 증상: 안형 주사의 특징적인 소견은 눈꺼풀경계부위의 모세혈관확장(lid margin telangiectases), 안검 사이 결막 충혈(interpalpebral conjunctival injection), 각막 내 삽모양의 침윤(spade-shaped infiltrates in the cornea), 공막염 및 공막각막염(scleritis and sclerokeratitis)이다.

(3) 이차 표현형

① 작열감 및 따가움: 작열감 및 따가움은 전형적으로 광대의 홍반 부위에 나타난다. 가려움증은 주사의 전형적인 증상은 아니지만 동반될 수 있다.

② 부종: 얼굴의 부종이 지속적인 홍반과 홍조와 동반되어 나타날 수 있는데 이는 염증 반응 중 발생하는 정맥모세혈관 혈관외유출로 인한 증상이다. 연성부종뿐 아니라 지속적으로 딱딱한 비오목형성 부종도 나타날 수 있다.

③ 건조 증상

④ 눈의 증상: 안형 주사의 특징적인 소견은 아니지만 주사환자에서 흔하게 관찰되는 눈의 증상으로는 Meibomian선 기능 이상, 눈썹 아래 꿀가피(honeycrust)와 원통형의 잔고리(collarette) 축적, 불규칙한 눈꺼풀 경계, 눈물마름 증상이 있다.

2. 주사의 중증도

1) 주사 표현형의 중증도 평가를 위한 척도들

주사의 흔한 임상 증상 및 이 질환이 삶에 미치는 영향의 중증도를 평가하기 위한 다양한 척도들이 있다(표 8).

표 8. 주사의 표현형의 중증도를 평가하기 위한 다양한 척도들

주사의 표현형	척도
홍조	FAST, GFSS
지속적인 홍반	CEA/PSA
모세혈관확장	–
구진과 농포	병변 수, IGA
비후성 변화	–
사회심리적 영향	RosaQoL

FAST, Flushing Assessment Tool; GFSS, Global Flushing Severity Score; CEA, Clinician's Erythema Assessment; PSA, Patient's Self-Assessment; IGA, Investigator's Global Assessment; RosaQoL, Rosacea Quality of Life Index

표 9. 안형 주사의 중증도 분류

중증도	임상 소견
경증	안검염 및 눈꺼풀 경계부위 모세혈관확장
경증–중등도	안검염과 결막 충혈(결막염)–
중등도–중증	안검염, 결막염 및 각막침범(각막염)–
중증	공막각막염

2) 안형 주사의 중증도

안형 주사의 중증도는 표 9와 같이 분류된다.

3) 중증도

2004년 National Rosacea Society 전문위원회는 2002년 진단 기준 및 분류 체계에 기반을 둔 표준 등급 체계(standard grading system)를 제시한 바 있다. 주사의 일차적 증상과 이차적 증상들을 없음/경증/중등도/중증(absent/mild/moderate/severe)으로 평가하며, 주사의 전반적인 중증도에 대한 평가도 4가지의 임상형별로 없음/경증/중등도/중증으로 평가한다. 최근 새롭

게 제시된 2016–2017년 진단 기준 및 분류 체계를 기반으로 한 표준 등급 체계는 아직 없는 상태로 주사의 진단적, 주, 이차적 표현형의 중증도를 평가하는 표준화된중증도 평가 체계가 필요한 실정이다.

참고문헌

1. Tan J, Almeida LMC, Bewley A, Cribier B, Dlova NC, Gallo R, et al. Updating the diagnosis, classification and assessment of rosacea: recommendations from the global ROSacea COnsensus (ROSCO) panel. Br JDermatol 2017;176:431–438
2. Gallo RL, Granstein RD, Kang S, Mannis M, Steinhoff A, Tan J, et al. Standard classification and pathophysiology of rosacea: the 2017 update by the National Rosacea Society Expert Committee. J Am Acad Dermatol 2018;78:148–155
3. Wilkin J, Dahl M, Detmar M, Drake L, Feinstein A, Odom R, et al. Standard classification of rosacea: report of the National Rosacea Society Expert Committee on the classification and staging of rosacea. J Am Acad Dermatol 2002;46:584–587
4. Wilkin J, Dahl M, Detmar M, Drake L, Liang MH, Odom R et al. Standard grading system for rosacea: report of the National Rosacea Society Expert Committee on the classification and staging of rosacea. J Am Acad Dermatol 2004;50:907–912
5. Steinhoff M, Buddenkotte J. Rosacea. In: Kang S, Amagai M, Bruckner AL, Enk AH, Margolis DJ, McMichael AJ, Orringer JS, editors. Fitzpatrick's dermatology in general medicine. 9th ed. New York: McGraw–Hill, 2019:1419–1447
6. Olazagasti J, Lynch P, Fazel N. The great mimickers of rosacea. Cutis 2014;94: 39–45

08 CHAPTER 감별진단

주사는 임상적으로 다양한 피부 및 전신 질환들과 감별이 필요하다. 주요하게 감별해야 할 질환으로는 지루피부염, 여드름, 홍반성루푸스, 다형광발진, 피부근염, 접촉피부염, 단독 등이 있으며(표 10), 전신 증상을 동반하는 다른 질환이 의심되는 경우 이를 배제하기 위하여 철저한 검사가 필요할 수 있다.

표 10. 주사의 중요 감별진단

감별해야 할 질환	특징 및 감별에 도움이 되는 검사
보통여드름	면포가 존재함, 안면홍조나 비후성 변화는 관찰되지 않음, 호발 연령의 차이가 있음
전신 홍반루푸스	나비모양발진이 좀 더 보라색을 띠고 홍반의 경계가 매우 뚜렷함, 전신침범을 동반함, 항핵항체, 항DNA항체, 항Ro/La항체 등이 양성 소견을 보임, 피부조직검사, 직접면역형광검사, 간접면역형광검사 시행
원반모양 홍반루푸스	광과민성 존재, 피부조직검사 및 직접면역형광검사 시행
지루피부염	좀 더 기름지고 각질이 많으며 가려움증이 흔함, 얼굴뿐만 아니라 두피, 눈썹, 귀, 귀 뒤, 몸통 상부, 간찰부위 등을 침범
다형광발진	봄과 여름철에 주기적으로 재발, 햇볕 노출 후 갑자기 발생하였다가 1~7일 이내에 호전, 좀 더 단일성 병변을 보임
피부근염	근력약화 동반, Gottron papules, Gottron sign, 항Jo항체 양성
광알레르기 반응	광노출 부위의 가려움을 동반한 습진성 병변, 광첩포 검사
광독성 반응	경계가 명확하게 광노출 부위에만 국한되어 나타남, 일광화상과 유사한 양상을 보임
접촉피부염	습진성 병변을 보임, 철저한 병력 청취와 첩포 검사 시행
아토피피부염	심한 가려움증, 습진성 병변, IgE 상승, 피부조직검사 시행
단독	급성 병색, 발열 동반, CRP 상승
스테로이드 유발성 여드름 발진	국소 스테로이드를 장기간 도포한 병력 확인 및 국소 스테로이드 도포 중단 시 병변이 1~2개월 후 소실되는 경과
입주위피부염	입술 주변 비침범 부위 존재, 안면홍조를 동반하지 않음

주사의 특징적인 임상 증상을 기반으로 각각의 증상별로 감별해야 할 질환들을 고려하는 것도 유용하다[표 11-14]. 그 중 홍조 증상을 보여 감별해야 하는 질환으로는 다양한 자극(감정 고조, 불안, 열, 햇빛 노출, 한랭 자극, 과격한 운동, 매운 음식, 술 등)에 의하여 정상적, 생리적인 반응으로 발생하는 홍조, 약물(혈관확장제, 칼슘통로길항제, 스테로이드, 마약성 진통

표 11. 비류, 비후의 감별진단
동창루푸스
기저세포암
편평세포암
림프종
혈관육종
보통루푸스
원반모양홍반루푸스

표 12. 지속적 홍반의 유발 원인 감별진단
주사
모낭충증
접촉피부염
지루피부염
안면백선
홍반루푸스
피부근염
다형광발진
아토피피부염
안면육아종
광알레르기 및 광독성 반응
Jessner 림프구침윤
피부림프구종
유육종증

표 13. 홍조의 유발 원인과 감별진단
주사 다양한 자극에 의한 정상적, 생리적 반응: 감정 고조, 불안, 열, 햇볕 노출, 한랭, 과격한 운동, 매운 음식, 술 등 약물: 혈관확장제, 칼슘통로길항제, 스테로이드, 마약성 진통제, tamoxifen 전신질환: carcinoid 증후군, 비만세포증, 진성적혈구증가증 종양: 갑상선수질암, 신장암, 췌장 세포 종양, 크롬친화세포종 등 갱년기 홍조

표 14. 모세혈관확장의 유발 원인과 감별진단	
주사	약물유발성(스테로이드 등)
원반모양홍반성루푸스	Carcinoid 증후군
노인성 피부위축	화염모반
피부근염	유육종증
전신성홍반성루푸스	기저세포암
다형광발진	혈관성다형피부위축증

제, 유방암 치료제인 tamoxifen 등)에 의한 홍조, carcinoid 증후군, 비만세포증, 진성적혈구증가증 등의 전신질환에 의한 홍조, 갱년기 홍조, 종양에 의하여 유발되는 홍조 등이 있다. 구진과 농포를 보여 감별해야 하는 질환으로 대표적인 것은 위에서 언급한 보통여드름, 지루피부염, 입주위피부염이지만 그 외에도 tyrosinase kinase inhibitor, epidermal growth factor receptor inhibitor 등에 의한 약물 발진이나 안면파종좁쌀루푸스도 얼굴 부위에 주사와 유사한 양상으로 구진을 보여 감별이 필요하다.

지루피부염은 만성 재발성 피부염으로 코 주변 부위에 홍반성 반과 각질 소견을 보일 수 있어 주사와 유사하다. 하지만 얼굴뿐만 아니라 두피, 눈썹, 귀, 귀 뒤, 몸통상부, 간찰부위 등을 침범할 수 있다는 점에서 차이가 있고 좀 더 기름지고 각질이 많다는 점이 다르다.
여드름과 주사의 염증성 구진과 농포는 임상적으로 동일하다. 하지만 주사는 여드름과 다르게 면포가 없다. 또한 병변이 얼굴 중심부에 집중적으로 나타나는 것도 주사의 가능성을 높이는 소견이다. 국소 스테로이드를 장기간 도포한 병력 확인 및 국소 스테로이드 도포를 중단하면 병변이 1~2개월 후 소실되는 경과를 보여 주사와 감별할 수 있다.
전신홍반루푸스 환자의 50%에서 광대 부위에 특징적인 나비모양발진이 동반되는데 이런 소견이 주사의 홍반, 모세혈관 확장과 유사하게 보여 감별이 필요하다. 그러나 전신홍반루푸스의 나비모양발진이 좀 더 보라색을 띠고 홍반의 경계가 매우 뚜렷하다는 점에서 주사와 차이가 있다.
다형광발진은 햇볕 노출에 의하여 증상이 악화되며 얼굴에 홍반성 구진이 나타나 주사와 유사하게 보일 수 있다. 하지만 만성적인 주사와 달리 봄과 여름철에 주기적으로 재발하며 햇볕 노출 후 갑자기 발생하였다가 1~7일 이내에 호전된다는 점에서 차이가 있다.
피부근염의 특징적인 피부 증상은 눈 주위 자색 홍반(heliotrope rash), 고트론 구진(Gottron papules)과 고트론 징후(Gottron sign)이지만 반점상의 보라색을 띠는 홍반(macular violaceous erythema)이 얼굴 중앙 부위에 호발하여 주사의 홍반과 유사하게 보일 수 있으므로 감별이 필요하다.

참고문헌

1. Tan J, Almeida LMC, Bewley A, Cribier B, Dlova NC, Gallo R, et al. Updating the diagnosis, classification and assessment of rosacea:recommendations from the global ROSacea COnsensus (ROSCO) panel. Br J Dermatol

2017;176:431-438
2. Gallo RL, Granstein RD, Kang S, Mannis M, Steinhoff A, Tan J, et al. Standard Rosacea Society Expert Committee. J Am Acad Dermatol 2018;78:148-155
3. Wilkin J, Dahl M, Detmar M, Drake L, Feinstein A, Odom R, et al. Standard classification of rosacea: report of the National Rosacea Society Expert Committee on the classification and staging of rosacea. J Am Acad Dermatol 2002;46:584-587
4. Wilkin J, Dahl M, Detmar M, Drake L, Liang MH, Odom R et al. Standard grading system for rosacea: report of the National Rosacea Society Expert Committee on the classification and staging of rosacea. J Am Acad Dermatol 2004;50:907-912
5. Steinhoff M, Buddenkotte J. Rosacea, In: Kang S, Amagai M, Bruckner AL, Enk AH, Margolis DJ, McMichael AJ, Orringer JS, editors. Fitzpatrick's dermatology in general medicine. 9th ed. New York: McGraw-Hill, 2019:1419-1447
6. Olazagasti J, Lynch P, Fazel N. The great mimickers of rosacea. Cutis 2014; 94:39-45

09 CHAPTER 치료(그림 9)

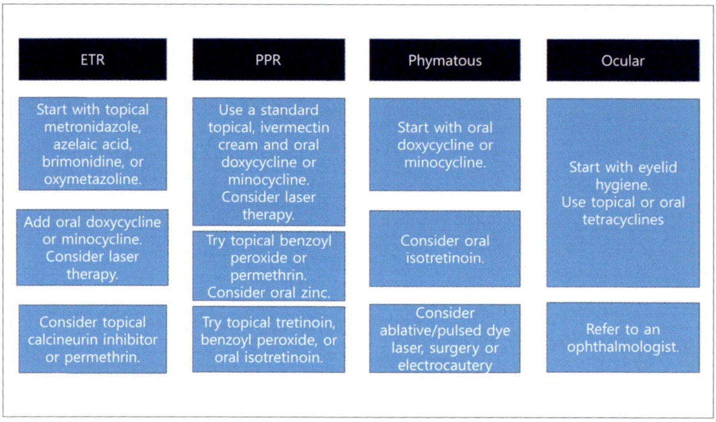

그림 9. 치료

1. 일반관리

주사는 꾸준한 치료가 필요한 만성 염증성 질환으로 일상적인 관리가 질환 조절에 중요하다. 자극이 되는 세안 습관, 화장품, 스트레스, 맵거나 뜨거운 음식, 술 등이 주사의 대표적인 악화 요인이지만 개인에 따른 차이가 있다. 주사 환자에게 질환에 대한 교육 및 악화 요인 회피, 환자 피부에 맞는 화장품을 추천하는 것은 가장 기본적이고 중요한 치료이며, 일상적인 관리를 통해서도 환자는 어느 정도의 임상적인 호전 및 삶의 질 향상을 얻을 수 있다.

1) 환자 교육

한국인은 주사에 대한 질환 인식도가 매우 낮다. 최근

시행된 한 국내 다기관 연구에 따르면 47.4%의 주사 환자가 주사라는 질환에 대해 전혀 모른다고 답하였다. 따라서 환자에게 주사라는 질환을 이해시키는 단계가 꼭 필요하다. 주사가 당뇨나 고혈압처럼 평생 관리가 필요한 질환임을 알려주는 것이 중요하며 초기에 치료를 적절히 하지 않으면 나이가 들면서 더 심해질 수 있다는 것을 꼭 설명해 주어야 한다. 주사 환자는 피부 병변이 눈에 띄고 따갑고 가렵다는 점에서 상당한 스트레스와 우울감을 호소하는데 이에 대한 충분한 정서적인 지지를 해 주는 것도 중요하다.

최근 국내 주사 환자 580명을 대상으로 악화요인을 분석한 결과 환자들이 인지하는 주요인은 감정 변화, 스트레스, 피로감, 피부 관리 제품 사용 순이었다. 주사의 악화 요인은 이 외에도 다양한데 개개인에 따른 차이가 있다. 따라서 환자에게 직접 악화 요인을 찾아내고 이를 제한하거나 피하도록 교육하는 것이 중요하다. 꾸준한 관리가 필요하므로 환자가 조심을 하고 있는지 중간중간 확인을 하는 것이 좋다.

2) 악화 요인 회피

주사의 대표적인 악화 인자로는 너무 덥거나 추운 날씨, 자외선, 매운 음식, 격렬한 운동, 뜨거운 음료, 술 등이 있다. 이 외에도 스트레스, 레드 와인이나 치즈와 같은 biogenic amine을 다량 함유한 식품도 주사를 악화시킬 수 있다. 약제 역시 주사에 영향을 미칠 수 있는데, niacin이나 외용 스테로이드 등의 약제는 홍조를 악화시킬 수 있으므로 사용을 주의해야 한다.

3) 피부 관리

적절한 피부 관리는 주사 치료의 기본이며 매우 중요하다. 연구에 따르면 약 82%의 주사 환자가 본인 피부를 민감피부로 인지한다고 한다. 특히 많은 주사 환자들이 개인 위생용품이나 화장품 사용 후 피부 화끈거림, 따가움을 호소한다.

다수의 주사 환자들은 피부 장벽이 손상되어 경표피수분손실 증가, 피부 pH 증가, 세균총 변화 소견을 보이는데 이는 피부 건조함, 화끈거림, 따가움 및 소양감을 유발할 수 있다. 손상된 피부 장벽 회복에는 자극이 적은 세안제와 보습제 사용이 중요하다. 주사 환자를 대상으로 한 연구에 따르면 0.75% metronidazole 겔을 단독으로 사용한 군보다 metronidazole 겔과 보습제를 같이 사용한 환자가 피부 건조함 및 민감도, 홍조가 덜한 양상을 보였다고 한다. 따라서 주사에서 적절한 보습제를 사용하는 것은 필수라 할 수 있겠다. 현재 홍조 개선에 도움이 된다고 알려진 여러 성분들(gingko biloba, greentea, aloe vera, allantoin, feverfew 등)이 보습제에 포함되어 있다. 하지만 이들의 실제 효과는 추가적인 확인이필요하다.

주사 환자의 세정제는 중성 혹은 약산성을 띄고 향이 없는 제품을 추천한다. 세안 시 전동 브러시 등의 사용을 피하고 손가락으로 원을 그리듯이 살살 문지르면서 세안하는 것이 중요하다. 가급적 미지근한 물로 세안을 하고, 스크럽제는 쓰지 않도록 한다.

주사 환자는 성분이 복잡한 화장품의 사용은 지양하는 것이 좋다. 특히 알코올, formaldehyde, menthol, camphor, propylene glycol, sodium lauryl sulfate, palmitic acid, oleic acid, 향료 등은 피부 자극을 줄 수 있으므로 이러한 성분이 포함된 제품은 피하도록 한다. 주사 환자들은 피부가 민감하기 때문에 화장품을 바꿀 때 얼굴에 부분적으로 시험해 본 후 사용하는 것이 좋다.

주사 환자에서 얼굴 홍조를 가리는 교정 화장(corrective makeup)은 삶의 질을 많이 향상시킬 수 있다. 주로 녹색을 띠는 베이스 제품을 추천하며 스펀지, 손가락보다는 부드러운 붓을 이용하도록 설명한다. 눈 화장에 많이 쓰이는 water-proof 기능 제품은 잘 지워지지 않기 때문에 사용을 피하는 게 좋다.

4) 자외선 노출

자외선은 주사 환자에서 cathelicidin을 비롯한 염증성chemokine의 발현을 증가시키고, 피부 단백질과 지질 산화를 통해 피부 염증을 유발한다. 따라서 주사 환자는 자외선노출을 줄이는 것이 질환의 조절에 중요하다. 자외선 A와 자외선 B 모두를 차단할 수 있는 자외선차단제로, 겔이나 액체 형태의 oil-free 제형이면서 일광차단지수(SPF) 30/PA++ 이상의 제품을 사용하면 좋다. 현실적으로는 자극이 없는 자외선 차단제를 찾는 것이 쉽지 않은데, 특히 민감한 피부를 가진 주사 환자는 물리적 일광차단제인 titanium dioxide이나 zinc oxide 성분의 제품이 도움이 될 수 있다.

실리콘인 dimethicone이나 cyclomethicone이 들어 있는 자외선 차단제는 민감한 피부를 가진 환자에서 자외선 차단제의 자극을 줄여 준다는 보고가 있어 사용해 볼만 하다.

2. 국소치료

1) 국소치료제

(1) 국소 metronidazole

국소 metronidazole은 이미 국내에서도 상당히 오랜 기간 주사의 치료에 사용되어 임상적 경험이 많이 축적된 약제이다. 세계적으로 0.75%와 1%의 두 가지 제형이 있으나 국내에서는 0.75% 제형이 사용되고 있다. 주사 병변의 홍반, 구진, 농포를 줄여주는 효과가 있을 뿐 아니라, 치료 후의 재발을 억제하는 것으로 보인다. 기전은 ROS 발생의 억제와 ROS의 비활성화로 생각된다.

(2) 국소 ivermectin

Ivermectin은 avermectin 유도체로서 의학뿐 아니라 수의학 영역에서도 오랜 기간 사용되어 왔다. 무척추동물의 신경 이온 통로(neuronal ion channel)에 높은 친화성을 가지기 때문에, 상대적으로 안전한 전신 및 국소 제제로 인식된다. Permethrin이나 crotamiton 크림과 마찬가지로 진드기 살비제(acaricide)로서 *Demodex folliculorum* 과 *Demodex brevis* 에 영향을 줄 뿐 아니라, 항염증 효과로서 선천면역 및 적응면역을 감소시키고 중성구의 화학주성과 포식작용을 억제한다. 따라서 1% ivermectin 크림을 하루에 한 번 도포하는 것이 성인의 구진농포형 주사에서 안전하고 효과적인 치료로 사용되고 있다.

(3) 국소 azelaic acid

15% 혹은 20% azelaic acid로서 젤 및 크림 제형 등 다양한 제품들이 있고 FDA에서 주사의 치료제로 허가되어 있다. 외국에서는 폼 제형의 15% azelaic acid 제품이 성공적으로 도입됨으로써, 치료와 연관되어 나타나는 국소 이상반응을 줄여 주는데 있어 국소 치료제의 개선된 매개체의 역할이 강조되고 있다. 국내에서는 주로 일반약으로 제공되고 있다. 기전은 항염증효과와 ROS의 감소로 생각되며, 또한 주사의 발병에서 중요한 KLK5와 cathelicidin의 발현을 직접적으로 억제하는 것으로 보인다. 비교적 이상반응이 적어서 환자들이 바르기 편한 편이다.

(4) 국소 sulfacetamide

미국 FDA에서 주사 치료제로 허가 받은 약제로, 동시에 지루피부염이 동반되었을 때 유용한 것으로 알려져 있다. 로션, 크림, 세정제 등 다양한 제형이 있다. 가장 흔하게 사용되는 제형은 10% sodium sulfacetamide와 5% 황 로션으로 구진농포형 주사에서 효과가 있다고 보고 되어 있다. 기전은 확실하지 않으나 항염증효과로 생각되며, 이상반응은 도포 부위의 건조, 홍반, 자극 등이다.

(5) 국소 α adrenalin 수용체 작용제

국소 α adrenalin 수용체 작용제는 비교적 최근에 사용되어 오기 시작한 국소 제제로, 피부 진피의 혈관 축소를 통해 주사 환자의 지속적인 안면 홍반 (persistent facial erythema)을 감소시키는 국소 제제이다. 현재 brimonidine, oxymetazoline 두 성분이 사용된다.

① Brimonidine tartrate 0.5% 젤이 주사와 연관된 홍반의 치료에 허가되어 사용되어 왔다. 하루 한번 도포하는 것으로 6~7시간 동안 최대 혈관 축소 효과가 지속되는 것으로 되어 있으며, 효과는 도포 후 30분이내 비교적 빠르게 발현한다. 효과 지속 시간이 지나간 이후에는 일반적으로 최초의 홍반 정도로 다시 돌아오나, 약 5% 이내의 환자에서는 홍반의 정도가 더 심해지거나(rebound erythema) 혹은 급작스럽게 홍반이 나타나는 이상반응이 나타날 수 있다. 전반적으로는 환자가 편하게 바를 수 있고 안전성도 있다고 보이며 반동 현상도 가역적이나, 처음 처방할 때는 환자에게 이런 반응이 올 수 있음을 반드시 설명해 줄 필요가 있다.

② Oxymetazoline은 선택적인 α-1 adrenalin 수용체작용제로서, 역시 주사에서 동반된 지속적인 안면 홍반을 줄이는 약제로 허가되었다. 효과는 1~3시간사이에 다소 천천히 나타나서 대략 8~10시간 정도 지속된다. 이 약제에서는 치료 후의 반동 홍반 내지 악화가 보고되지 않았고, 단지 도포 부위의 홍반(applicationsite erythema)이 약 1%의 환자에서 보고되었다. 이들 약제의 경우 주사 환자에게 염증성 병변이 존재한다면, 단독으로 사용되기 보다는 기존의 항염증 치료 즉, 국소 metronidazole, 국소 ivermectin, 국소 azelaic acid, 경구 doxycycline 등과 함께 사용하는 것이 구진, 농

포, 병변 주위의 홍반(perilesional erythema)을 줄여주게 되어 치료에 대한 만족도를 올려 줄 수 있다. 또한, 치료 시작부터 바로 사용하지 말고, 약 4주 정도 다른 항염증 치료를 한 이후에 시도하는 것이 바람직하다.

(6) 기타

① 국소 calcineurin 억제제(TCI): pimecrolimus, tacrolimus TCI는 T 세포 활성화를 억제하여 T 세포와 비만세포에서 proinflammatory cytokine의 방출을 억제하는 항염증효과를 가지므로, 주사에서도 역시 효과가 있을 것으로 추측된다. 하지만 pimecrolimus, tacrolimus 두 약제의 주사에서의 치료 효과에 대한 임상 연구 결과는 아직 일관성 있게 보여지고 있지 않다. 역시 좀 더 많은 잘 설계된 임상 연구가 진행되어야 주사에서의 치료 효과가 명확해질 것으로 보인다.

② 국소 retinoid

피부 진피의 결체조직에 영향을 주어 광노화된 피부를 회복시키는 것으로 알려진 retinoid는 자외선에 의해 악화되는 주사의 치료에도 사용될 수 있을 것이라 생각되어 왔다. 또한 대표적인 국소 retinoid인 tretinoin은 TLR2 발현을 억제한다. 아직 주사 치료에 있어서 효과를 입증하기 위해선 더 많은 임상 연구가 필요하다.

③ 국소 permethrin

5% permethrine 크림의 주사에서의 홍반과 구진에 대한 호전 효과에 대한 연구가 진행된 바

있다. 그 외 erythromycin, dapsone 등의 국소 제제가 시도된 바가 있다.

2) 국소치료의 선택과 조합

임상의는 실제로 환자에게 나타난 임상 양상을 보고 가급적 정의하고 유형화하도록 노력하고, 그 특정 임상 양상에 적절한 하나 혹은 복수의 치료를 선택하는 것이 바람직하다. 치료의 최적조합에 대하여 아직 많은 자료가 있지는 않으나, 위에 근거하여 의학적 치료를 조합한다면 최상의 결과를 얻을 수 있을 것이다. 주사의 기전은 매우 복잡하고 다양하며, 이에 따라 환자 개개의 임상양상이 다양하고 또한 계속 변화하며, 호전과 악화를 반복하기 때문에 치료의 꾸준한 조정이 필요하게 된다. 그리고 실제 임상에서는 주사 아형이 복합적으로 오는 경우가 많아서 증상과 임상양상에 맞게 각 개인에게 최적화된 병용 요법을 시도해야 할 것이다.

3. 전신치료

1) 항생제

항생제는 주사 치료의 주된 전신치료제로, 많이 사용되는 경구항생제는 tetracycline 계통의 약 중 doxycycline과 minocycline이며 그 외 macrolide와 metronidazole도 사용된다. 주로 구진농포성 병변과 안 병변에 많이 사용된다. 항균 효과보다는 항염증 작용으로 효과를 나타내는데, 염증 cytokine과 ROS를 감소시키고 MMP를 억제하여 KLK-5와 LL-37 활성을 감소시키며 염증 cytokine을 조절하고 혈관생성을 억제시킨다. Doxycycline과 minocycline은 tetracycline에 비해 다른 음식이나 약에 의한 영향이 적으며 생체 이용율과 부작용면에서 우수하다.

(1) Doxycycline

Doxycycline은 주사 치료에 가장 많이 사용되는 경구약으로 일반적으로는 하루에 100~200 mg으로 사용되며, sub-antibiotic 용량인 40 mg modified release (MR)가 미국 FDA 승인을 받았으며 점차 많이 사용되고 있다. Antimicrobial level (50-200 mg/D)과 sub-antibiotic level (〈50 mg 1일 1회) 용량으로 사용되며 둘 다 항염증 효과를 나타낸다. 흔한 부작용으로는 광민감, 위장장애, 식도염 등이 있다.

(2) Minocycline

Minocycline은 50~100 mg/D로 사용되며, 부작용으로는 색소침착(예, 피부와 흉터의 청색 또는 회색변화, 정강이의 갈색 색소 침착), 어지럼증, 드물게 약물과민성증후군, 루푸스모양증후군, 자가면역 간염 등이 있다.

(3) Sarecycline

9세 이상 중등도 또는 중증 여드름 치료제로 2018년 FDA의 승인 받은 약으로 그람 양성 세균에 대한 항균작용과 항염증 효과를 가지고 있다. 이는

doxycycline, minocycline과는 달리 그람 음성 세균에 대해 좁은 항균범위를 보이므로 미생물내성에 대한 염려가 적다. 안정성은 tetracycline과 비슷하며 부작용으로는 위장장애, 식도 미란, 광과민 등이 있다. 아직 주사에서의 연구는 없지만 off-label로 주사 치료에 사용될 수 있다.

(4) Macrolide

심한 병변이나 tetracycline 계통의 약으로 치료가 잘 되지 않는 경우에 경구 metronidazole이나 clarithromycin, azithromycin으로 비교적 빠른 효과를 보일 수 있다. Macrolide 계열의 항생제로는 erythromycin, clarithromycin, azithromycin 등이 있으며, ROS 형성 조절, 호중구 화학주성과 활성 억제 같은 항염증 효과를 나타낸다. Minocycline 100 mg 만큼의 효과를 보이며 부작용은 적다고 보고되기도 하였다. 주사에서의 연구는 적지만, 주사 치료에는 clarithromycin보다는 azithromycin이 더 많이 사용되며 erythromycin에 비해 위장관 부작용도 적고 minocycline보다 과색소침착이 적은 것으로 알려져 있다. Azithromycin은 긴 반감기를 보이므로 간헐적으로 복용할 수 있는 장점이 있다(예, 500 mg 주 3회, 250 mg 주 3회, 250 mg 주 2회, 500 mg 주 1회). 부작용으로는 위장장애와 설사가 가장 흔하다.

(5) Metronidazole

경구 metronidazole은 항염증 작용과 면역억제 작용으로 구진농포형 주사에 효과가 있으며 주로

200 mg을 하루 두 번 사용한다.

2) Retinoid

저용량의 isotretinoin (0.3 mg/kg)은 초기 병변뿐 아니라 진행된 병변, 비류성 변화에서도 효과를 보이는데 피지선 크기와 활동 억제와 항염증 및 면역조절 효과를 보인다. 때로는 레이저 치료 전 피지선 크기를 줄이고 염증을 줄이기 위해 사용하기도 한다. Retinoid의 가장 큰 부작용은 태아 기형을 일으킬 수 있는 것이므로 임산부나 임신을 계획하는 여성에게는 사용하면 안되며 여성에게 isotretinoin을 투약하는 중이거나 투약 중지 후 최소 1개월 간은 반드시 피임을 하도록 해야 한다. 그 외 피지분비 감소, 각질층 두께 감소, 피부장벽기능 감소에 의한 입술염, 결막염, 점막건조, 손발 표피박탈, 가려움증, 탈모, 근육통, 관절통 등과 같은 부작용이 있으며 드물게 자살과 우울증 같은 정신과적 부작용에 대한 보고가 있지만 아직까지 연관성은 명확하지 않다. Tetracycline과 병용 시 두개 내압이 상승할 수 있다.

3) 기타

홍반과 함께 통증이 있다면 진통제를 사용할 수 있으며 비스테로이드소염제(예, ibuprofen), 항우울제 또는 신경이완제(예, amitriptyline, gabapentin, pregabalin) 등이 사용된다. 림프관 확장으로 인한 안면부종이 있는 경우 증명된 표준 치료는 없으나, 경구 isotretinoin, dapsone, hydroxychloroquine, minocycline, doxycyclineprednisolone 복합치료 등을 시도해 볼 수 있다. 주사와 편두통이 동반되어 있다면 경구 β차단제 사용하는 것이 효과적인 편두통 예방법이 된다.

주사 치료는 전신치료와 함께 국소치료를 병행하면 효과가 빨리 나타나고 치료효과가 증대 된다. 경구 복용약은 6~12주 이상 충분히 사용해 보고 효과가 없을 시 다른 약을 고려해 본다. 치료 3~4개월 후 호전되면 전신치료는 줄이고 국소 도포 치료를 유지하는 것이 좋다.

4. 레이저와 수술 치료

일반적으로 주사의 대표적인 임상형인 홍반모세혈관확장형, 구진농포형, 비후형 주사는 각 형태의 병태생리학적 요인에 따라 임상적인 소견이 다르게 나타나기 때문에, 대체로 일관된 치료가 어렵고 자연치유가 되지 않으며 호전과 악화를 반복한다.

최근 병태생리학적 연구를 통한 최신 지견을 바탕으로 주사의 표현형에 따른 치료 알고리즘이 새롭게 개발되고 있다. 이 중 레이저 및 수술 치료와 같은 물리적 치료 방법의 개입은 임상 증상의 경감 및 미용적인 효과를 위한 전신적, 또는 국소적 치료 제제의 보조적인 치료 방법으로서 적절하다[(표 15)]

1) 레이저 치료

레이저 치료는 효율적이면서 오래 지속되는 치료 방식으로 전신 약제 또는 도포제 치료에 보완적인 역할을 한다. 대다수의 환자들에서는 주사의 분류에 따라 다양한 임상적 특징들이 공존하기 때문에 주사의 치료에는 복합요법들이 흔하게 요구된다. 2015년 업데이트된 최근 Cochrane 리뷰에서는 다양한 레이저 요법에 대한 메타분석을 수행하여, 모든 연구에서 주사의 레이저 치료는 그 증거 수준이 낮거나 중간 정도(lower-to-moderate evidence level)였다고 보고하였다. 그러나 레이저 치료는 각각의 임상 양상의 병태생리학적 요인에 따라 알맞게 적용될 경우 효율적이고 오래 지속되는 치료 효과를 볼 수 있다(표 15).

표 15. 주사의 레이저 및 수술 치료

	치료 방법	치료 증상	치료 장점
Laser/ Light therapy	PDL	홍반, 혈관확장	치료 효과 우수
	ND:YAG laser/PTP	홍반, 혈관확장	PPDL보다 적은 통증
	Microneedling RF	홍반, 혈관 확장, 농포 및 결절	구진농포형 주사에 효과적
	IPL	홍반, 혈관 확장	치료 효과 우수
Surgical intervention	Dermabrasion	비류	경증 병변에 효과적
	Laser (CO_2 or erbium:YAG)	비류	부작용 적음 작은 병변에 효과적
	Electrocautery/ excision	비류	빠른 치료 효과

(1) 홍반모세혈관확장형 주사의 치료

홍반모세혈관확장형 주사는 모세혈관 확장과 함께 홍조 및 지속적인 중앙 안면부 홍반이 특징적이다. 조기 형태의 주사는 홍조 또는 일과성 홍반과 연관이 있는 것으로 알려져 있으며, 이러한 증상에는 레이저 치료가 일반적으로 사용된다. 홍반모세혈관확장형 주사의 병태생리학적인 기전을 밝히기 위해 최근에도 수많은 연구가 지속되고 있지만 한 가지 가설은 TGF가 단백분해효소, MMPs, 성장인자를 유리하여 세포외 기질을 파괴한다는 것이다. 이는 혈관에 대한 조직 저항을 감소시키는 요인으로 작용하여 결과적으로 돌이킬 수 없는 혈관 확장을 유발한다.

홍반 악화 요인의 회피 요법, 혹은 국소 adrenalin 수용체 작용제의 off-label 사용에 더하여 보조적인 레이저 치료는 홍조 및 홍반을 효과적으로 치료할 수 있다. 반면 만성적인 혈관 확장증의 경우, 국소 또는 전신 치료에 잘 반응하지 않는 편이기 때문에 레이저 요법의 조합이나 0.5~1.0%의 aethoxysclerol 주사요법이 필수적이다.

Aethoxysclerol 주사요법은 금기 사항을 면밀히 고려해야 하며 혈관 폐쇄의 잠재적 유도는 전문의의 신중한 적용을 필요로 하기 때문에 레이저 치료 요법이 좀더 일반적으로 사용하기 유리하다.

현재까지 레이저 치료의 장기적 효능 및 안정성에 대한 무작위 배정, 비교 임상 시험 데이터는 매우 드물다. 홍반모세혈관확장형 주사의 치료에는 다양한 레이저 시스템이 사용되는데, 여기에는 neodymium-doped yttrium aluminum garnet laser (ND:YAG; 1064 nm), frequency-doubled potassium-titanyl-phosphate laser (PTP; 532 nm), 그리고 pulsed-dye laser (PDL;585-595 nm) 등이 있으며, 이들 영역의 파장은 헤모글로빈에 흡수되어 혈관 파괴를 초래함으로써 치료 효과를 보인다. IPL은 다양한 파장의 빛(515~ 1200 nm)을 강한 형태의 파(pulse) 형태로 방출시키는 장비로서, 헤모글로빈 흡수 파장의 특정 필터를 적용하여 주사의 치료에 널리 사용되고 있다. 최신 레이저 장비들이 색소 침착, 흉터, 통증과 같은 부작용의 발생률이 훨씬 더 낮기 때문에 Argon 레이저와 같은 이전 세대의 레이저는 최근에 잘 사용되지 않는다. 최근의 Cochrane 리뷰에서는 메타 분석을 통해 PDL이 ND:YAG 레이저보다 치료 효과가 우수했으며, IPL과는 유사한 효과를 보였다고 결론지었다. 또한 주사에서 발생한 안면 홍조에 대하여 595 nm PDL과 1064 nm ND:YAG 레이저의 치료 효과를 16명의 환자에서 비교한 split-face, 이중 맹검, 무작위 대조 임상 시험에서는 총 4회의 레이저 치료를 한 달 간격으로 시행하였을 때, PDL의 치료 효과가 우세하였다고 보고하였다. 한 리뷰 논문에서는 레이저 치료에 대한 새로운 치료 방법들의 비교 분석을 시행하였는데, 그 결과 PDL과 IPL은 홍반 및 모세혈관확장증과 같은 증상을 성공적으로 제거하며 ND:YAG 레이저 또는 775 nm의 Alexandrite 레이저는 주사의 치료에 실행 가능한 레이저 치료 방법으로 분류하였다.

(2) 구진농포형 주사의 치료

구진농포형 주사는 만성 안면 홍반 및 염증성 안면부 병변이 특징적이다. 좀 더 진행된 상태에서는 얼굴 전체로 염증성 병변이 발생하고 두피에도 병변이 생길 수 있으며, 소수의 환자에서는 더 악화되어 큰 염증성 결절 및 조직 증식이 발생한다. 이러한 환자들에서는 일차적으로 경구용 항생제를 사용하는데, tetracycline, doxycycline, minocycline 등이 있으며, 구진 및 농포 병변에 효과적이다. 그러나 중증과 치료에 저항하는 구진농포형 주사에는 복합요법이 필수적이며, metronidazole 국소 항생제 요법 외에도 *Demodex*를 줄이는 효과와 함께 항염증작용을 갖는 ivermectin 도포제의 병합요법이 시행되고 있다.

Fractional microneedling radiofrequency (FMR)는 주사 치료에 새롭게 적용되고 있는 radiofrequency (RF) 시스템이다. FMR은 미세침을 진피층에 침투시킨 후 고주파를 통해 열을 발생시켜 콜라겐 재생을 유도하며, 피지선의 활동을 감소시킴으로써 비침습적 피부 치료 100 주사 Rosacqa에 주로 사용되었다. 최근에는 다양한 in vivo 연구에서 FMR이 NF-κB, IL-8 및 VEGF의 유리를 억제하여 항염증 및 항혈관생성 효과를 가질 수 있음이 밝혀졌다. 일반적으로 VEGF의 발현은 주사 환자의 병변 피부에서 상향 조절되어 있다고 알려져 있으며, NF-κB는 VEGF와 IL-8 유전자의 촉진자 부위에 결합하여 해당 유전자들의 발현을 상향 조절할 수 있다. 현재까지 기전은 정확히 규명되지 않았지만 FMR은 NF-κB의 발현을 억제하여 IL-8과 VEGF의 형성을 감소시켜 염증성 주사 병변에 대한 항염증 및 항혈관생성효과를 얻는 것으로 보인다. FMR의 주사 치료 효과를 21명의 환자에서 확인한 전향적 무작위 대조 임상 시험 결과, 총 12주간 한 달 간격으로 FMR은 한쪽 얼굴 부위에만 시술하였을 때 홍반지수(erythema index)가 유의하게 감소함을 확인하였다. 또한 PDL과 FMR의 비교 연구에서는, 30명의 주사 환자에서 split-face 무작위 대조 시험 결과 4주 간격으로 총 3회의 치료를 시행하였을 때 두 기기 모두 대등한 치료 효과를 보였다. 그러나 같은 연구에서 하위 집단 분석(subgroup analysis)을 실시하였을 때, 구진농포형 주사 환자군의 경우 FMR이 구진성 병변 및 중증도의 감소에 PDL보다 더 우세하였다고 보고하였다.

2) 수술 치료

수술 요법은 주로 비류의 치료를 위하여 사용된다. 비류는 중년 이후의 남성에게 주로 발생하며 코의 아랫부분이 불규칙적으로 증식되어 울퉁불퉁한 분엽종괴로 커지며 모공이 확장된다. 결합조직과 피지선이 장시간 점진적으로 증식하여 코의 하반부에 비후성 결절이 형성되는데, 모공이 확장되어 피부표면은 오렌지 껍질 모양이 된다. 비류는 다른 임상형의 주사에 사용되는 대부분의 치료에 반응을 보이지 않으며, 경구 istotretinoin을 사용할 경우 비류 병변의 크기는 감소시킬 수 있지만 정상적인 피부로 회복되지는 않는다.

현재까지 비류를 치료하기 위한 외과적 중재요법에 대한 전향적 무작위 대조 연구는 없는 실정이다. 보편적인 주사 치료에 저항하는 비류를 치료하기 위하여 일반적으로 사용되는 중재요법에는 외과적 절제술, 기계박피술(dermabrasion), 전기 수술(electrosurgery) 및 CO_2 혹은 erbium:YAG 레이저 등이 있다. 고전적인 외과적 절제술은 빠른 결과를 보이는 치료 옵션이지만 비교적 높은 출혈 위험률을 동반한다. 전기 수술의 경우 출혈의 위험성은 더 낮지만, 심부조직파괴의 위험률이 높다.

비류에서 비후성 결절 조직의 완전한 절제와 관련된 주요 합병증은 과도한 흉터이다. 반면 피부 박피술은 외과적 절제술이나 전기 수술에 비하여 심각한 부작용이 적으며 비교적 경증의 비류에도 치료가 용이하다. 이 밖에도 CO_2 혹은 erbium-YAG 레이저와 같은 침습적 레이저의 사용은 부작용을 줄이면서 섬유화된 만성 결절을 치료하는데 효과적이다.

참고문헌

1. Schaller M, Schofer H, Homey B, Hofmann M, Gieler U, Lehmann P, et al. Rosacea Management: Update on general measures and topical treatment options. J Dtsch Dermatol Ges 2016;14(Suppl 6):17-27
2. Two AM, Wu W, Gallo RL, Hata TR. Rosacea: part II. Topical and systemic therapies in the treatment of rosacea. J Am Acad Dermatol 2015;72:761-770
3. Del Rosso JQ, Thiboutot D, Gallo R, Webster G, Tanghetti E, Eichenfield L, et al. Consensus recommendations from the American Acne & Rosacea Society on the management of rosacea, part 1: a status report on the disease state, general measures, and adjunctive skin care. Cutis 2013; 92:234-240
4. Deshayes P. Rosacea-dermocosmetic management: skin-care and corrective make-up. Ann Dermatol Venereol 2014;141:S179-S183
5. Draelos ZD. Cosmeceuticals for rosacea. Clin Dermatol 2017;35:213-217
6. Anzengruber F, Czernielewski J, Conrad C, Feldmeyer L, Yawalkar N, Hausermann P et al. ,Swiss S1 guideline for the treatment of rosacea. J Eur Acad Dermatol Venereol 2017;31:1775-1791
7. Del Rosso JQ, Tanghetti E, Webster G, Stein Gold L, Thiboutot D, Gallo RL,et al. Update on the management of Rrosacea from the American Acne & Rosacea Society (AARS). J Clin Aesthet Dermatol. 2019;12:17-24
8. Steinhoff M, Buddenkotte J. Rosacea, In: Kang SW, Amagai M, Bruckner AL, Enk AH, Margolis DJ, McMichael AJ, Orringer JS, editors. Fitzpatrick's Dermatology in general medicine. 9th ed. New York: McGraw-Hill, 2019: 1419-1447
9. Arielle R, James Del Rosso. The use of oral antibiotics in the management of rosacea. J Drugs Dermatol 2019;18:506-513

10. Schaller M, Almeida LM, Bewley A, Cribier B, Dlova NC, Kautz G, et al. Rosacea treatment update: recommendations from the global ROSacea Consensus (ROSCO) panel. Br J Dermatol 2017;176:465-471
11. Aksoy B, Altaykan-Hapa A, Egemen D, Karagoz F, Atakan N. The impact of rosacea on quality of life: effects of demographic and clinical characteristics and various treatment modalities. Br J Dermatol 2010;163:719-725
12. van Zuuren EJ, Fedorowicz Z, Tan J, van der Linden MMD, Arents BWM, Carter B, et al. Interventions for rosacea based on the phenotype approach: an updated systematic review including GRADE assessments. Br J Dermatol 2019;181:65-79
13. Laube S, Lanigan SW. Laser treatment of rosacea. J Cosmet Dermatol 2002;1:188-195
14. Alam M, Voravutinon N, Warycha M, Whiting D, Nodzenski M, Yoo S, et al. Comparative effectiveness of nonpurpuragenic 595-nm pulsed dye laser and microsecond 1064nm neodymium:yttrium-aluminum-garnet laser fortreatment of diffuse facial erythema: a double-blind randomized controlled trial. J Am Acad Dermatol 2013;69:438-443
15. Min S, Park SY, Yoon JY, Kwon HH, Suh DH. Fractional microneedling radiofrequency treatment for acne-related post-inflammatory erythema. Acta Derm Venereol 2016;96:87-91